JN310870

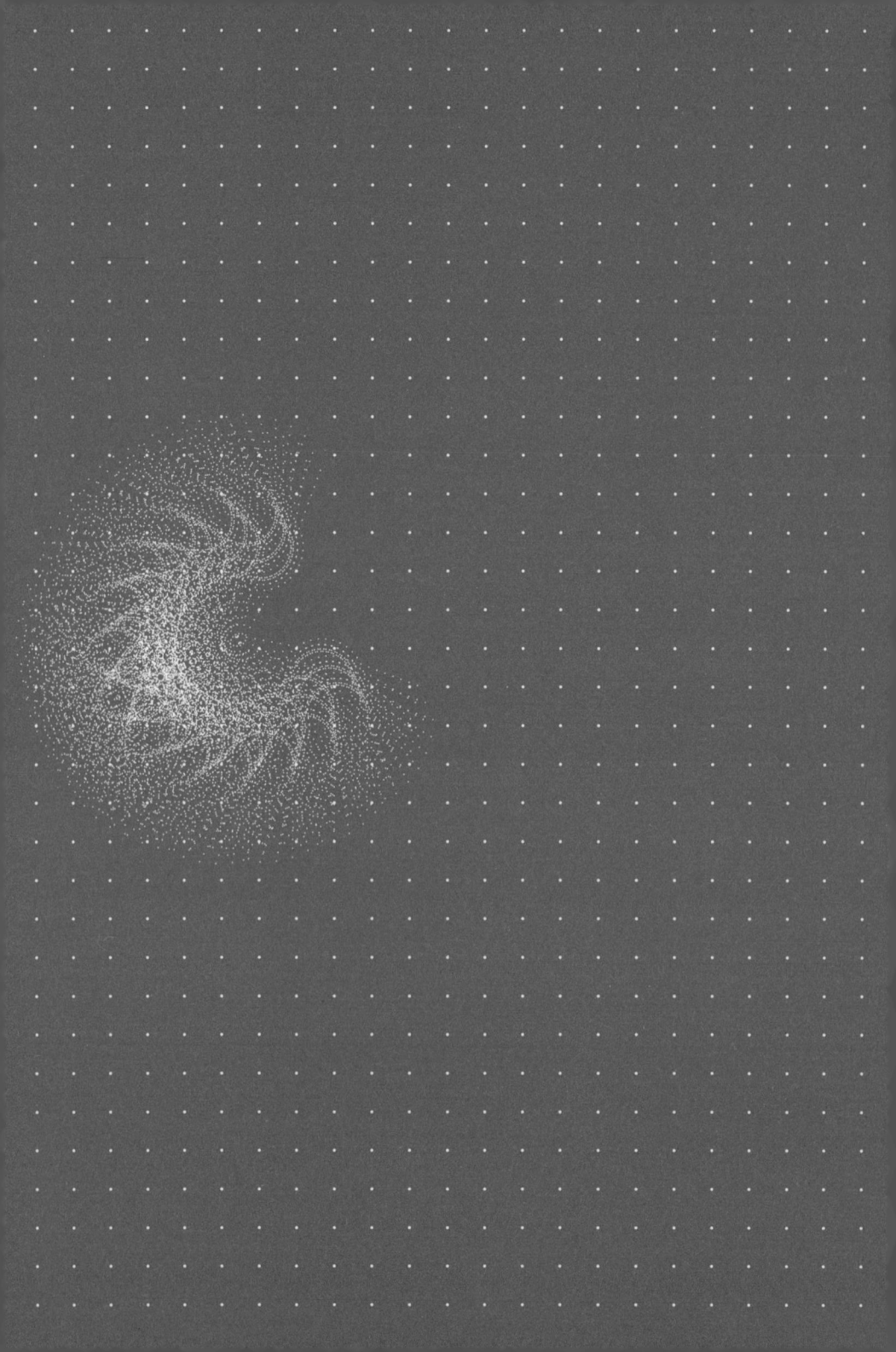

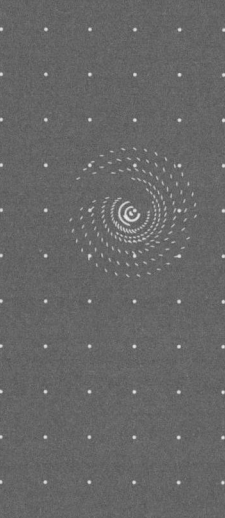

プロローグ ─── 心地よさの癒す力

　人は生まれた時から自分にお乳を与えてくれる人の匂いや、あやしてくれる人の声に反応し、自分にとって快いものとそうでないものを判断している。まだ薄ぼんやりとしか周囲が見えないときから、音や音楽を知覚し、その刺激が心地よい状態をもたらしたかどうか経験を積み重ね覚えていく。そして自分に対して投げかけられる声の抑揚と声色や調子で、その人の感情を聴き分けるようになる。
　この広い地球上にさまざまな音楽が存在しているのは、住む環境がそれぞれ異なり、多様な心地よさの基準によって社会・生活・文化が形成されているからである。それゆえ、地球上のすべての人が満足するような音楽はなく、感動ややすらぎをもたらす音や音楽も人によってさまざまである。
　音楽は生きるために必須のものとして人間の精神的・身体的な生理的要求から生じた段階から、遊びや儀式など社会的・政治的に組織化されたものまで、果たす役割もさまざまに変わる。特定の音楽教育が人びとの感性や知性をコントロールする危険性も当然ながらある。西洋の音楽教育が地球上のすべてで行われているわけではなく、音や音楽の意味を根源的に問うには、西洋の考え方のみでは不十分なのである。
　例えばアフリカのサバンナに住む文字をもたないモシ族は、太鼓によるリズムと音程の変化によるイントネーションで太鼓言語を確立した。そこには「リズム」に対応する言葉はなく、大地を踏みしめる「足さばき」を意味する「ナキエンドレ」という言葉でそれを表す。意味ある声は「コエガ」、意味のない騒音は「ブーレ」と区別する。知らない犬が吠えているのは「ブーレ」でも飼い犬が吠えた時は「コエガ」

である。また、「快い音または良い音、良い知らせ」の意味を伝える音は「コエ・ノーゴ」という。無文字世界の人びとの感性と知性は西洋と違っていても、「心地よさ」と「良い知らせ」を音や音楽の基準にしている点には共通性がある。

アフリカの例に限らず、インドやアラブ諸国の音楽には4分の1音や微分音による楽器演奏や歌唱法があり、それらは西洋の音階構造やリズム、ハーモニーの体系とは異なっている。世界各地には、私たちの想像もしない音世界がある。それぞれに多様な音楽表現があり、人によって心地よい音楽もさまざまである。

音楽療法の第一歩は、まずこの大前提を認めることである。音楽療法を実施するさいには特定の音楽が良いというような固定概念を捨て、さまざまな音楽を学び、受け入れる柔軟性がなければならない。音楽は「人間の豊かな感性や思想を表現する」ものであり、「人と音楽の結びつき」が堅固であるからこそ音楽療法が成立する。

人は母親の胸に抱かれて聴いた歌や、やさしい音に包まれた記憶を生涯にわたって追体験しようとしているのかもしれない。

ヒトは環境に即して生きる動物であり、人間の脳は環境と相互作用しながら発達する。さまざまな経験にともなう快感や喜び、苦しみや悲しみの記憶の蓄積により、「心地よさ」の基準が形成される。

音楽運動療法士を志す者は「音楽は人にとっていかなるものか」を深く理解する必要があり、療法対象者の環境と音楽体験を分析し、その人にとっての「心地よさ」を提供することが重要である。

心地よさが脳のはたらきを高め、「心と身体を癒す力」を喚起するのである。

音楽運動療法は、音楽による精神療法でも心理療法でもなく、音楽と運動により「心地よさ」の源である脳の情動系を基点として脳全体を総合的に刺激し、器質性障害や機能性障害の治癒に導く、脳神経機能再生を促す全人的療法である。

【第1章】
音楽運動療法の基本原理

音楽運動療法の基本は、患者さんが本来もっている生命力を喚起することにある。まず、療法の具体的内容にふれる前に知っておくべきいくつかのポイントから紹介しよう。

1-1●脳の可塑性、学習性、代償性

❶ **脳の可塑性**——もし、目の前の世界が上下・左右逆転したら人はどのように行動するか、プリズムを使って実験した報告がある。それによると被験者は最初とまどい、非現実な世界を感じ、少し酔った感じになって吐き気を催す場合もあるが、数日間から1週間ですっかり逆転世界に順応する。さらにプリズムを外せば元に戻ることができる。こうした環境条件に適応できる脳の柔軟性を可塑性と言う。[01]

また、脳の損傷により失われた機能が回復することも、「脳の可塑性」

るさい、振動が電気・化学的なパルス信号に変換される。蝸牛神経のパルス信号は延髄で中継され、視床を通って脳に情報を伝達するが、聴覚情報の処理は左右耳の上あたりの側頭葉内部にある深い皺のところである。また、ヒトも「聴いた」と自覚できる可聴音とは別に、非可聴音とされる高周波を感知していることが明らかにされている。

ヒトに聴こえる音の周波数は20‐20,000Hz。しかし、大橋力先生によるPETの研究から20,000Hz以上の音を左の視床や脳幹部で聴き取っていることがわかっている。ガムランやジャングルの音、ブルガリアの女性民族合唱など、自然倍音を含む高周波を無意識のうちに感じ取っている。しかもそのような高周波を聴いていると、免疫活性があがり、ストレスホルモンが減少することも明らかにされた。[★03]

CDやMDの録音などは、デジタル信号で処理される段階で高周波・低周波がフィルターでカットされているため、生の音ではない。私たちが日常聞いている携帯電話の音や音楽、そしてiPodなど音響機器の再生音は音源の録音・再生の過程で多くの周波数がカットされたものであり、生の音楽の豊かさを補えるものではない。

鳥は鳴き声で愛を交わすが、ヒトも同じかもしれない。声は自分をあらわすもっとも個性あふれる手段であり、最高のコミュニケーション手段でもある。歌への愛着は、人に伝えたい思いや情感を吐露している。歌は生きるうえで必要な生活手段でもあり、愛を育て人生のパートナーを見つける最善のメディアなのかもしれない。

歌や音楽が人にとって大切なのは、音や音楽は生命活動に関わる脳の部位、延髄・脳幹・視床・海馬・大脳皮質のすべてを刺激し、生きる意欲や希望に影響を与えているからである。

ヒトの運動・認知機能の発達は、居住空間や自然環境によってさまざまである。例えば、チベットの山に住むシェルパは1時間後にやってくる飛行機の音を聴き取ることができる。自然界の音と機械音の聴き分けができるからだ。自然を聴く。この姿勢こそ音楽療法に関

わるものは学ばねばならない。音の感知装置は動物によって異なり、発声周波数もさまざまである。高周波でコミュニケーションするイルカもいれば、反対に象のように低周波で会話する動物もいる。自閉症の子供とイルカが仲良くなれるのは周波数をお互いに感じあっているからだともいわれている。

1-3 ● トランポリン

音楽運動療法では楽器や歌の演奏以外にもうひとつ重要な用具を使用する。それがトランポリンである。トランポリン上に立つには、不安定な足場の上で、バランスをとりながら重力に対抗する姿勢を保たねばならない。このトランポリンを使っての抗重力姿勢保持と上下動がもたらす脳幹刺激が、患者さんに意識覚醒を促すのである。この覚醒状態に導かれた患者さんに、音楽、さらにはトランポリン上でボールの受け渡しをするなど複数の感覚刺激を与え、神経系の活性化を促す。このトレーニングを積み重ねていくことにより、残存機能の拡大と、運動および認知機能の向上をはかる。

ただしトレーニングとはいっても、従来のリハビリテーションや訓練方式とは異なり、患者さんが楽しいと感じるように進めなければならない。快情動をともなう経験であるからこそ自発性が生まれ、持久力も学習意欲も増進する可能性が大きくなるからである。

そのために私たちは、ひとりひとり患者さんの個性を理解し、障害部位に合わせた治療プログラムを立て、密度の高い意識集中ができるセッションを心がけなければならない。まわりの人のはたらきかけは、治療プロセスを大きく左右するからである。

音楽運動療法により人がさまざまな障害から解放される過程は、脳のもっとも古い部分(脳幹)から新しい部分(大脳皮質)への系統発生(進化)の過程をたどっているとみなすことができる(胎児も、魚類、両生類、爬虫類、原始哺乳類という進化の段階をたどる)。障害をもちつつもそれ

に対処せねばならない環境や状況をつくり出し、まず生存に関わる脳幹部を活性化し、経験・学習を重ねて高度な判断をつかさどる大脳の活性化をはかるのである[▶図1-1]。

まず、療法を始めるにあたって、患者さんができることとできないこと、今何をすれば発展が望めるかを検討する。

立つために必要な筋力があるか。歩くのに必要なバランス感覚や左右の足運びのタイミングを失っていないかなど、できる限り情報を集め、無理のないステップを設定し、計画を練り上げて実行し、改善・回復をはかる。このシステムの確立こそが、患者の治療に結びつく。

トランポリンの上下運動は、人が生きていくうえでもっとも重要な身体システムを喚起する。重力に抗して立つことは意識の覚醒を促し、その姿勢で運動することが筋肉の衰えを防ぎ、骨格を正常に保つ。寝たきりになるとカルシウム不足による骨粗鬆症を招き骨折する場合が多いのもよく知られている。

▶図1-1──脳構造の進化
(図は小泉英明「脳科学と芸術の明日に向けて」『脳科学と芸術』工作舎より引用)

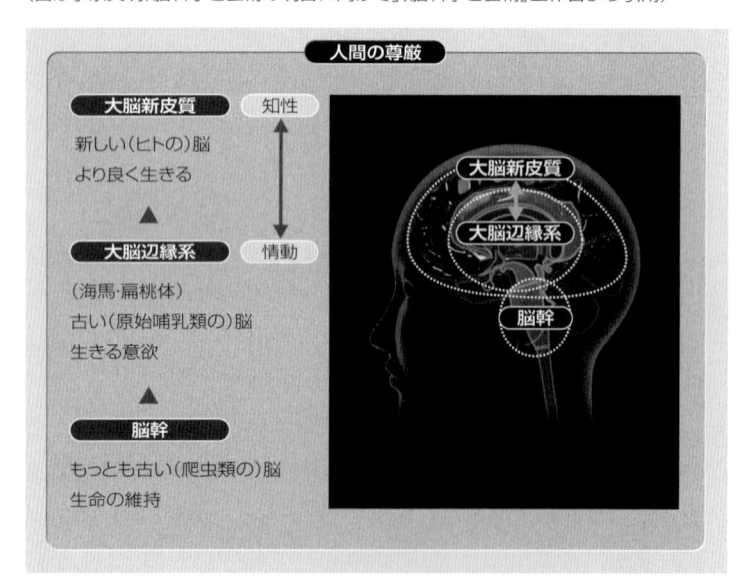

また、宇宙飛行士のように無重力状態で長期にわたり生活していると身長は伸び、筋力はなくなり、骨の成分のカルシウムが減少する。そのため、運動器具を使って必要なトレーニングを毎日しなければ正常な実験作業が行えない。また無重力状態は身体の血液循環や脳の神経伝達物質やホルモンなどの異常活性や亢進といった、生体のアンバランスを生じさせる。

宇宙に飛び出してみても、人の生命維持の基本はあくまでも地球上の重力との関係で成り立っている。宇宙における生理学の研究・解明は、重力が生命システムに及ぼす影響の大きさを再認識させることになるだろう。

1-4●動きと音楽の同時感覚入力

重度な意識障害がある患者さんでも、流れている音楽のリズムに反応して無意識に手足が動くことがある。このような患者さんは、回復が望める。身体が自然に音に反応しているということは、意識の集中の端緒だからである。そうした音楽による刺激がくり返されて、身体全体の活性化が進むと、手足や身体が調子よく動かせるようになる。

トランポリン上で跳躍するテンポが自然に音楽に合ってゆくときも同様である。この脳内の活性状態を利用して、さらに患者さんにボール投げや楽器演奏を促すと、患者さんの中枢神経から末梢神経への神経回路を刺激し、機能回復・改善に必要な神経系の発達・再編を促し、新たな能力を獲得する効果も期待できるようになる。

音楽の学習については先に少し述べたが、音楽家になるための訓練にはかなりの時間が必要である。また、始める時期が良否を決定する。とくに優秀なピアノやヴァイオリンの演奏家になるためには幼い時から始めるに越したことはない。楽器演奏は、考えて操作をする前に身体が自動的に反応できるようになる必要があるからである。

指を正確に動かすことが無意識にできるようにしておかなければ、正しい音程と正確な表現を要求する複雑な譜面を瞬時に理解し、演奏することはできない。

また、いかに美しい音で弾くか、音程やリズムがまちがっていないか、表情のつけ方が適しているか否かなど、演奏中にも自分の演奏を聴きながら修正を加える。音楽家になるためには、スポーツ選手のトレーニングのように、音楽演奏に関わる身体運動と聴覚訓練をくり返し行う必要がある。

しかし、音楽演奏を楽しむには、いつ始めてもよい。楽器演奏のくり返しは、指先だけでなく身体全体の運動機能と脳全体の機能を活性化する。また発した音を聴き分けるには高度な認知・認識能力が必要であり、脳神経系の老化を防ぐことにもつながる。認知・認識能力の活性化は運動能力とともに脳の発達強化になるため、練習時間を持続させることは重要である。持続できるためには楽しくなければならない。楽しい音楽演奏練習と身体運動は脳全体の活性を促し、困難な技術獲得を可能にする。音楽演奏が上達した達成感が、さらなる「心の喜び」につながる。

すなわち、音楽運動療法を有効に進める鍵は、いかにしてセッションを楽しいものにし、それを快感経験として記憶させるかにあると言っても過言ではない。

トランポリン上でのボール投げは決してやさしくはないが、うまくできたときの喜びは、子供や患者さんの心に鮮烈に記憶される。その達成感と印象が深く記憶されることで、さらなる運動能力の獲得に向けて挑戦する意欲が生まれ、その結果、運動能力の拡大が実現できる。自分の思いどおりになる運動経験をすることは喜びである。喜びの体験は自信にもなる。

反対に叱られるばかりの強制的な訓練や指導は楽しくなく、快感の記憶として残らないため、継続できず、難しい課題へチャレンジする意欲も喪失させる。

1-5 ● 音楽によるコミュニケーション

音の聴き方には2通りある。音を意味あるものと認識する言語としての理解と、言葉による概念規定ではあらわしきれない感性での認識とである。

音はまず、耳からはいり、その振動が電気的・化学的に処理され、延髄から脳幹、視床を経て大脳皮質に伝えられることは、すでに述べた。

音がまず脳幹にはいるのは、人間が生きてゆくうえで音が不可欠な要素であるからだ。つまり生理学的に必要な情報であるためである。音が生命維持に必要でなければ、この世に聴覚器官は生まれてこなかったであろう。聴力障害者が持つハードルの重みはここにある。

しかし、それを補う能力を人の脳はもっている。例えば、絵や彫刻などの創作活動に示されるように、視覚領域の発達によって、聴覚障害を克服する。反対に視覚領域の損傷では、触覚領域と聴覚領域の発達を促して補う。実際、すぐれたピアニスト、ヴァイオリニスト、シンガーソングライター、箏曲演奏・作曲家、津軽三味線奏者、オペラ歌手などに視覚障害の人がいる。

音を言葉としてコミュニケーションするようになると、意味として理解できる言葉としての音が重要視されるため、言葉として理解されない音・音楽のコミュニケーションについては、あまり研究されることもなかった。

しかし、言葉よりも「音楽が人を癒す」事実を経験することになった。それは、あの未曾有の阪神淡路大震災である。

私もそのひとりだが、被災者は理性的には「地震は終わった。去ったのだからもう大丈夫」と言語による理解ができても、身体はわからないという状態になる。ちょっとした物音にも、「地震か」と飛び起きてしまうのである。カウンセラーや友人の言葉で慰められ、わかったつもりでも身体はそれとは無関係に反応し、不安を感じる。

しかし、この状態のとき、音楽はやすらぎと癒しをもたらしてくれる。あの大震災は「身体を癒す音楽の力」を明確に教えてくれた。
具体的に示すと、『サマータイム』[▶図1-2]のように、上から下へのシ・ソ・ミ・シ[▶図1-3]のホ短調の和音[▶図1-4]の構造でできた音楽は、なぐさめながらも現実世界を否応なしに受け入れ、直視し、事実を乗り越えて出発しなければならないとの思いに導いてくれる。
反対に、『陽のあたる道』[▶図1-5]は、シ・ソ・シ・レ・シ[▶図1-6]の上行するト長調の和音[▶図1-7]の構造でできているため、希望に燃えて明日へ向かって生きていく感じである。これらは、人の身体に「生きろ大丈夫だから」と感性メッセージを直接伝達している。
音楽には言葉では伝えられない身体への伝言、生命に直結した伝言を果たす力がある。音楽は嘘をつけない、すべての感情、すべての考え、願望、希望、理想、思想、人格をあらわす。音楽には生命を左右する力がそなわっている。

1-6●危機感から快感へ

熟睡していても目覚まし時計に起こされることでもわかるように、人の身体にもっとも早く確実に異変を知らせるのは音である。大きな音を聴いた瞬間、体は即反応する。逃げたり、走ったりするにはエネルギーが必要である。そのための酸素供給システムは、聴覚器官からの情報により異変を瞬時に判断する自律神経系の交感神経を介して自動的に作動する。
大きな音で目をさまし、心臓がドキドキするのは、心拍数を高めて酸素を全身に供給し、すぐ活動できる体制を整えているためである。悠長に「どうしようかな」と考えていては間に合わず、緊急事態を回避することもできない。考えるよりも前に身体を動かせる状態を自動的に設定しているのである。
急な上下運動は人にどのような影響を与えるだろう。泣いている子

サマータイム

図1-2　シ　ソ　シ　　ソ　ミ　シ

図1-3　シ　ソ　ミ　シ

図1-4　シ／ソ／ミ

陽のあたる道

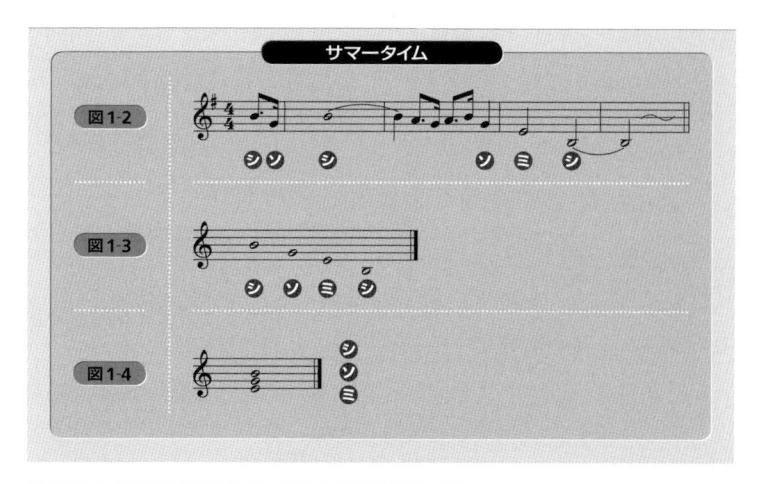

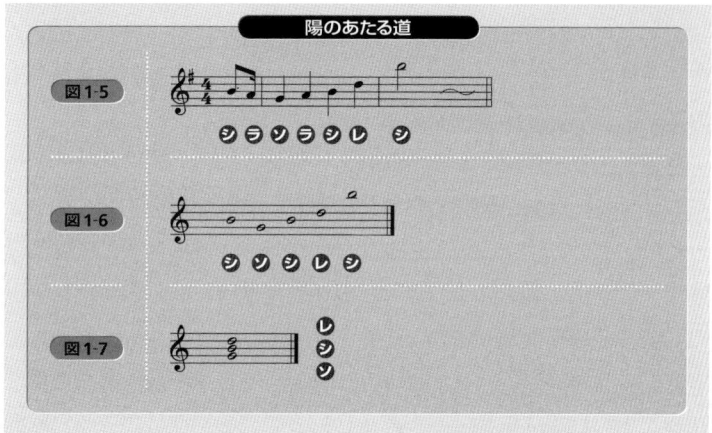

図1-5　シ　ラ　ソ　ラ　シ　レ　シ

図1-6　シ　ソ　シ　レ　シ

図1-7　レ／シ／ソ

供をあやす時、人は「高ーい　高ーい」をする。こうすると子供は本能的に泣きやみ、笑う。生まれて間もない子供にとっては、身体が急に持ち上げられると、何が起こったのか理解することもできない。驚いて泣き止むうちに、上下運動がくり返されると、しだいに快感を感じるようになるのだ。子供にかぎらず、人は危険に直面すると興奮状態になる。しかし、いったんその危機から脱すると安堵感が生まれ、喜びが沸き起こる。急な環境変化は不安と緊張をもたらすが、いったん安全だとわかれば落ち着き、しだいに異常な興奮はおさまり、やがて刺激を楽しみとして捉えるようになる。すなわち、

緊張が快感に転じるのである。

その典型的な例がバンジージャンプである。また、高空から落下する空中ダイビングも一度経験すると強烈な印象となって記憶される。このような体験は言葉では表現しがたい感動と興奮を身体に焼きつけ、その快感を再度求めてくり返す。

危険と興奮、そして安心と達成感は人間が生きる上でのもっとも大切な要素であり、安全が確保されての危険な行動体験は快感となって記憶され、その記憶がさらなる快感へと向かわせる。

人はさまざまな苦しみを乗り越えて快感という忘れ難い報酬を得ると、この体験を何度もくり返そうとする。このプロセスこそ人間が発達してきた原動力であり、新しい出会いを求め・探求する性癖が文明や文化の発展を可能にしたのである。

この新奇性への憧れと同じく、トランポリンによる上下運動と音楽の連動は、子供や患者さんの心に強く記憶されるため、セッションの意義を自ずと理解するようになる。理解といっても、学問的な理解ではなく、心身の理解であり、自然発生的な生理作用でもある。

とくに子供の脳は未完成であるだけに、外界からの情報の影響は大きく、心地よい刺激のくり返しが成長を促進し、脳の神経網を活性化して認知機能や運動機能を高める可能性が大きい。

近年、脳神経科学の研究が進み、子供だけでなく成人の脳も条件によって失われた脳神経細胞が再生され、機能を回復したり新たな機能を獲得したりすることが明らかになってきた。★04 それらに共通しているのは、よい刺激と励ましを与える環境と「心地よい」と感じる体験の積み重ねが回復の要素になっていることである。

もちろん、ゆったりとした時間を過ごし、適度な運動、食生活のバランス、そして人と集い、歌い踊ることが長寿に欠かせないこともわかっている。沖縄の人びとの生活環境がそれを証明している。踊りを誘う音楽、やわらかな風が心地よく流れるような静かな音楽、興奮とやすらぎの音楽が「心と身体を癒す」。

この緊張とやすらぎのくり返しは自律神経系の交感神経と副交感神

経のバランスを保ち、「心と身体の活性化」を無理なく促すこととなる。
このような人本来の生理反応を活用して展開するのが私の創始した音楽運動療法である。

1-7 ● 音楽と自律神経系

人は太鼓のリズムを聞くと、アフリカ太鼓であれ、和太鼓であれ、自然に身体が動いてくる。血が騒ぐと表現してもよいのだろう。この身体反応は、メロディのない太鼓の音が、地震や巨大動物の足音、大きな物体の落下などを想起させることに由来すると思われる。もちろん、調整された律動なので危険ではない音だと認識しはするが、生体は決して平静でいられるわけではない。このような身体の状態は、何か異変を感じたときにはすぐさま行動がとれるように準備する動物としての反応ともとらえられる。

事実、高次倍音（複雑な周波数を含む不協和な音）や太鼓の地鳴りする音は、人間のもっとも古い脳（脳幹）に作用し、意識覚醒を促す。マーチ（行進曲）の一定のリズムが規則正しい歩行をさせるのは、個人差がほとんどない古い脳にほぼ同じように作用するためである。

また、音楽には新しい脳（大脳皮質）にはたらきかける力もある。育つ環境や文化圏、民族、お国柄、そして教育によって、共通の音楽知識や概念が形成され、共通言語としてコミュニケーションできるようになるのは、このためである。音楽のこの側面は、直接的に生命維持に関わっているわけではないが、心や精神といった人間の高次機能や美意識に深く関わっている。もっとも古い脳の生命維持から新しい脳の知的喜びまで、音楽は人間とは切っても切れない関係にある。とくに音楽療法にとって重要なのは、古い脳にも新しい脳にもはたらきかける音楽の「人を癒す力」である。

次に自律神経について考えて見よう。病院の診察を受けるとまず、

血圧、脈拍、体温が測定される。これらの簡便かつ危険もない検査の数値によって現在の身体の状態やさまざまな疾病の可能性、治療前後の病態変化を観察することができる。これらの数値は本人の意志とは独立してはたらき生命を維持している自律神経の活動状態を反映しているからである。

自律神経の活動は、特別な訓練をした人でないかぎり、意志で変えることはできないが、外からの情報を与えて変化させることはできる。大きな音を聴かせたり、急に目の前に恐ろしい形相の動物を見せたりすると血圧は上昇し、脈拍も速くなる。

音楽も自律神経の活動を変化させる要因となる。

例えば血圧の低い人の場合、行進曲のようなビート感のあるリズミカルな音楽は気持を明るく元気にさせ、運動や行動を起こさせ、血圧も上昇させる。反対に高血圧の人の場合、やすらぎをもたらすゆったりと流れる旋律が良く、血圧を下げる効果をもたらす。

一般的な傾向としては、激しく上下に動くリズムの音楽は肉体的・身体的興奮と歓喜を呼び覚まし、垂直的な運動や行動を無意識に誘発する。反対に水平に流れる旋律線のある音楽と和声の響きは精神的な喜びや思索・瞑想へと誘い、美意識までも喚起する。

ロックのような音楽は、リズミックで激しい動きを昂揚させながら統一させる。このような音楽は、交感神経系を刺激し、アドレナリン・ノルアドレナリン・ドーパミンの分泌を促して、意識を覚醒させる。

反対に、静かな音楽でやわらかに包み込むように流れる「エンヤ」のようなハーモニーやメロディ、また、ハープ・ヴィブラホン・ピアノなどの減衰する音質による音楽は、副交感神経系に作用し、コリン系の分泌を促し、身体を安静にして生体を回復させる。

このように、音楽には活性化と鎮静化の両面の作用がある。

もちろん人には好き嫌いがあり、音楽を聴いた時の高揚感や心地よさはさまざまである。さらに同じ人でも、時と場合によって受取り方が変わる。

例えば、地震の後、被災者に元気を与えようと和太鼓チームがやって来て威勢のいいリズムを打ち出しても、傷ついた心は癒されるどころか、また地震がくるのではと恐れや不安を感じてしまう。神経過敏な状態にあるこのような人びとには、やさしく語りかける歌や弦楽器の合奏音楽がやすらぎをもたらし、気持を安定させる。曲想が心によりそうことができれば、音楽の癒しの効果がもっとも顕著に発揮されるはずである。

一方、精神病院の閉鎖病棟に拘束された患者さんに静かでロマンティックな映画音楽を常時聴かせれば精神を安定させられるかというと、決してそうではない。人によっては、落ち着くどころか反対に怒りを募らせる結果にもなる。ストレス緩和のためという大義名分のもと、閉鎖病棟に一律の音楽を流すことじたいに無理がある。音楽の好みもあれば個人差もある。音楽の聴かせ方によっては自律神経の活動を不全にして、命までも危険にさらしかねない。誰のための精神安定か？　決して医療者や病院の看護人の勝手な音楽選択であってはならない。

最近、国際テロ組織に関与したとされる刑務所内の容疑者に、大音響でロックミュージック『バビロン』（デヴィッド・グレイ作曲）を朝から晩まで聴かせていたことが明らかになり問題になった。[05] これはイスラム教徒にとっては決して心地よいものではない。大音量の音楽による意図的な拷問である。神経を参らせ自白や服従を強いるために音楽を使う許せない行為である。

同じ音楽でも人の身体と心を激変させる場合もあれば安定させる場合もある。音楽は本当に不思議な力をもっている。その力を十分に生かすには対象者の環境・心身の状態や好みをよく理解し、音楽を選択しなければならない。

人の意識覚醒や鎮静が音楽によってコントロールできるのは、音楽が自律神経の交感神経系と副交感神経系のいずれにも作用するからである。

まとめ

音楽による癒しを促進するには、人間を一度、動物として捉え、生体システムや記憶・快感のメカニズムに精通することが急務である。情動を慰撫し、生命力を賦活させ、健康な心身を維持するための基本的な音楽の癒しの方法を探求することは「音楽による人の蘇生」の探求への道である。

★01──アメリカの心理学者ストラットンの実験（1896）その他大阪市立大学文学部の太城敬良教授の研究がある。『驚異の小宇宙・人体Ⅱ　脳と心2　脳が世界をつくる［知覚］』NHK出版 1994 p 97。
★02──S・グリーンフィールド『脳の探究』新井康允監訳、無名舎 2001　p 75-76。
★03──大橋力「至福の音体験と脳」『脳科学と芸術』工作舎 2008　p 269-290。
★04──ジル・ボルト・テイラー『奇跡の脳』竹内薫訳、新潮社 2009。
★05──BBC　2008年9月22日。

【第2章】
音楽運動療法による リハビリテーション

2-1● 人と人の出会いからはじまる

音楽運動療法は、医者、音楽家、看護師、理学療法士、作業療法士の密接な協力があって成立するものである。

立場は異なっても療法に関わる者が気をつけねばならないことは、さまざまな症状に苦しむ患者さんに人間として誠意をもって接し、全人的に理解しようとすることである。少々のことは辛抱しろというような態度を示すことがあれば、患者さんの信頼感はうすれ、リハビリテーションへの意欲も失われてしまう。患者さんのために何が必要かを研究し、実践に生かす努力を惜しまないことである。

医者や看護師、そして音楽家の共通点は、人をいきいきさせることを使命と感じ、そこに喜びを見いだしていることである。

私たちにとって、臨床実践こそが最良の英知を与えてくれる機会であり、事実を分析・統合して共有できるものにしてゆくことが大切

である。

このプロセスで必要とされるのは、科学者と芸術家の創造性あふれる探求精神であり、表現の本質的理解と考察である。

音楽運動療法の実践は、人間の行動とは何か、思考とは何か、何を生きがいとし、何をよしとして育成するのかについて学ばせてくれる。芸術や科学のすべては人のためにあることを忘れず、療法を工夫し究めてゆくことが、きたるべき芸術や科学そして医学の道をひらくことになる。

とくに、感性と理性の両方にはたらきかける音楽は、人間の科学、人間の医学に新たな世紀を切り開く可能性がある。

医者は疾患についての研究にとどまらず、人間の幸福とは何か、患者さんは今何を望み、どうすれば治癒に向かい、回復を可能にするのか、その方法を見つけ、知らせる必要がある。

看護師は人間としての健康な状態を全体的にとらえ、患者さんの回復に向けて援助する。その方法論を確立することが望まれている。

音楽家は人としての共通の感覚にはたらきかけながら交歓し、生きるエネルギーを喚起する。

私たち療法者は人間として患者さんの全体像を把握し、人間のありようを伝え合い確認し、共に生きている喜びを分かちながら集う者でありたい。医者、看護師、音楽家、セラピスト（療法士）は、人間と人間の関わり合いの最前線にあって、「人を大切に思う心」で患者さんに接し、患者さん中心に治療や療法を実施し、患者さんの身になって健康に向けての治療法、援助法、演奏法を確立するのが、義務でもあり、醍醐味でもある。

今後は、療法者相互の連携の仕方について、研鑽を重ねる必要があるだろう。

2-2●人の本性について

本性❶ 好き嫌い——人は本能的によりよく生きようとし、環境の変化に順応しようとする。とくに好きなこと、嫌いなことをしっかり記憶して対応しようとする。

恐怖体験は心と体の異常を招く。心地よく、楽しく過ごそうとするあまり、酒や薬に依存してしまう例も少なくない。

本性❷ 快感と記憶——自分を中心にして展開する世界は気持ちよく嬉しくなる。まわりの人びとがやさしく関わってくれるとより楽しくなる。快感をともなって経験している事柄は覚えておこうとする。楽しい体験のくり返しはかつての経験と比較・照合する機会をもたらし、結果的に学習効果を高め、能力の増進につながる。

本性❸ 意欲と自発性——楽しい経験の積み重ねは意欲を高める。人は褒められると新たな出来事に挑戦しようと自発性が生まれる。自発性は学習効果を高め、身体能力や認知能力を向上させる。

音楽による情動へのはたらきかけがこのプロセスをより深いものにし、神経ネットワークの修復・再編の可能性を高める。

本性❹ 感覚と発達——外界を知覚・認識し他者と共有世界を築くことが発達を促す。さまざまな感覚入力によるバラエティに富んだ感動と喜び体験が意識集中をもたらし、学習意欲を高める。

まわりの人びとの多彩な励ましと関わりが新しいものごとの習得・習熟を容易にし、発達を促す。

2-3●人の意識について

意識❶ 自己意識——人は他者との関係により自己を認識する。自分が自分であることに気づくには他者が必要である。人は他者とのコミュニケーションがなければ生きてゆけない。自分と他人との世界

の違いが自己認識と自己成長を促す。

他者との間に問題が生じ、それを克服することで社会性を獲得する。反対に他者が自分を認めなければ罪を犯し、暴走することもある。

意識❷ 連帯意識──自己意識のめざめは他者との連帯感によって育まれる。精神的喜びは人にとってかけがえのない快感である。人とつながっていることの確認は喜びである。

特定の人との共有感覚は愛を生む。反対に自分の思い込みは誤解と失敗を生む。連帯の拒否は死を招きかねない。

意識❸ 人格形成──共有世界の確認が人格を形成する。自己意識は学習と記憶の連鎖から形成される。

他者の表現を自分の表現として感じ取る練習は、人の意識変容を知ることにつながる。コミュニケーションは身体表現と観察から生まれる。

意識❹ 感動と神経再編──感動に包まれた体験は、密度の高い意識覚醒と集中力を育てる。自分を中心にした特別の感動体験は他者との関係を強固にする。

選択された音楽の記憶と感動体験の積み重ねは、過去・現在・未来にわたる時間感覚を呼びさまし、神経ネットワークの再構築を促すことにつながる。

2-4● 音楽運動療法の概要と実施計画

音楽運動療法は「音楽とトランポリンによる快感刺激によって、情動の変化を促すものである。楽しいセッションは快感体験として記憶される。楽しい記憶は新たな好奇心を生み、外界への関心がめばえ、現在おかれた状況を観察・判断し、過去の情報と照合するようになる。その結果、外界へ意思や意欲が表出される。このくり返しにより、心身の機能改善や発達・再学習を促す」ものである。

音楽運動療法の対象となるのは、先天的および後天的な運動障害の

ある患者さんやパーキンソン病患者さんの運動能力改善、発達障害児や脳障害児、事故や病気による意識障害患者さんなどの認知・学習・記憶能力の改善・向上などである。こうしたさまざまな疾患への音楽運動療法の実施は基本的には変わらない。異なるのは、何をいかに治してゆくのか、個別の目的に合わせた治療方針と計画の細部である。

例えば発達障害であれば、それが精神発達遅滞（知的障害）、脳性麻痺、自閉症、神経障害、学習障害のいずれなのか、知っておかなければならない。

先天的な運動障害の場合は、必要とされる機能を高める治療計画を立てる。手足の麻痺による歩行障害のある場合には、身体のバランス感覚を確かめ、基本姿勢保持の練習に加え、重心移動、足の出し方など歩行の改善に必要な練習プログラムを作成する。

感覚障害のある場合は、その原因を探りつつ、改善方法を模索する。とくに触覚・視覚・聴覚・嗅覚・味覚など五感の知覚過敏・過鈍は行動異常となってあらわれる。そうした行動を各領域の知見をもとに分析しつつ、障害の克服に向けた改善計画を立てる。

認知およびコミュニケーション能力の獲得と学習は、赤ちゃんの初めての言語獲得と同じく、何回も聴き、意味を理解し、自分の意志も伝えるくり返し学習が必要である。

後天的な障害に対しては以前できたことを再学習するわけだが、今の状態で何ができるのか、回復可能なことを見つけて進めることが大切である。とくに早く治そうと焦るとハードルが高すぎて絶望しかねないので、小さな改善を根気よくくり返し、積み上げてゆく治療計画が重要である。

言語能力のない場合や意思の疎通が不可能な場合には困難が生じるが、基本的には楽しく療法を受容しているか否かを慎重に観察する。回復の鍵は、つねに楽しく療法を受けているか否かにある。セッションを有効に進めるには、対象となる子供や患者さんの音楽の好みなどを調べ、それを活用する。

もちろん、音楽選曲は症状や状態に合わせて、機能回復・獲得に向けた療法を展開しなければならない。

巻末に音楽運動療法の実施前に調べる基本問診表（表01）、治療状態を確認し方針の修正や継続に必要な実施記録（表02）のモデルを紹介する。

これらの問診票や実施記録はあくまでも治療計画および治療方針の決定・実行に参考となる最低限の情報である。これをベースにして先天性・後天性疾患にかかわらず必要に応じて生育歴、家族歴、教育環境などを調べるほか、発達障害の種類やさまざまな症状に対する心理検査、脳波検査、画像診断などの医学的検査を参考にしながら治療方針を決定する。

治療プランおよび方針については巻末の表03・04・05の評価モデ

▶**図2-1**——運動、感覚、言語の機能をつかさどる部位
（数字はブロードマンの脳地図領域番号）

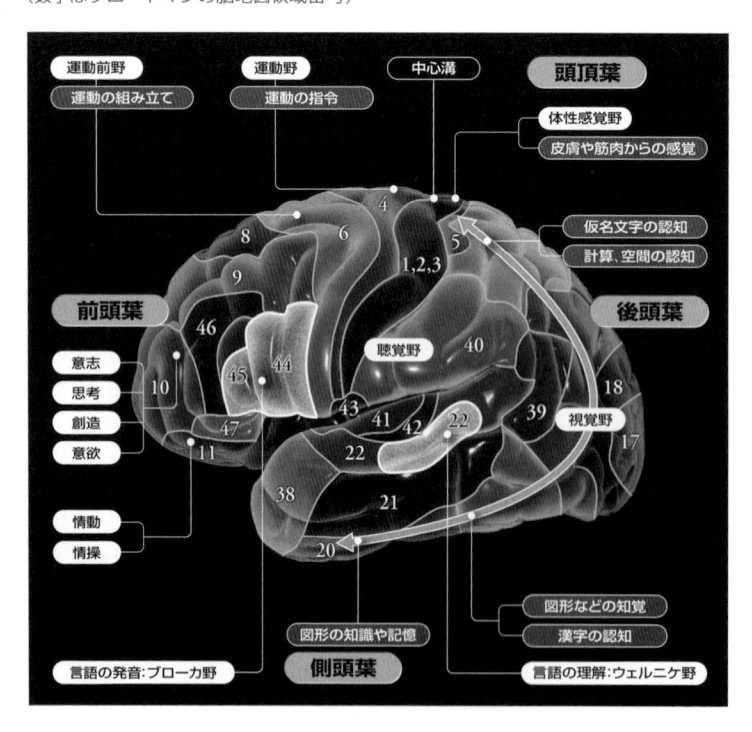

ルおよび表06の実施計画書を参考にしていただきたい。

実施計画書は、対象者の疾病や障害部位、そして期待できる事柄に応じて療法の展開方法や目標設定を綿密に組み立てる必要がある。例えば言語活動には、文字を見て覚えること、意味を理解すること、言葉の発音発声や書字活動にともなう認識・記憶と運動制御など、さまざまな要素が関わっている。患者さんの失語症が運動機能障害によるのか認知機能障害によるのかなど、理解して治療計画を立てる必要がある [▶図2-1]。

運動機能の改善・回復の目標を設定するさいも、歩行にともなう不具合が筋緊張によるものか、前庭感覚・平衡感覚の失調なのか判断しなければならない。さらに難しいのは障害の程度は個人差があり、改善に向かうプロセスも一様ではない。実施計画書は個別能力に応じて作成し、臨機応変に調整することが大切である。

また、対象者の子供や患者さんの望むことと家族の望むことが異なり、お互いに理解できていない場合は療法を実行するのは難しい。患者さん本人が意志を伝えられる場合は別として、意識障害など意思の疎通が不可能な場合は、症状の評価とともに、より慎重な実施計画が必要となる。

2-5 ● 療法に使用する音楽について

使用する音楽については、まず患者さんの好みを聞き、それがわからないときは年齢を参考にして、高齢者であれば昔の歌、若年者なら流行曲などを選曲する。もちろん家族が聴いていた曲や患者さんがよく耳にしていた音楽を確かめるのもよい。

クラッシックである必然性はまったくない。ポピュラー、ジャズ、Jポップ、ロック、演歌でも、患者さんの興味のあるものならば、民族音楽や特殊な現代音楽などでもよいと考えている。好きな曲を中心に演奏し、基本的には嫌いな曲は演奏しないことが肝心である。

音楽運動療法は、「望ましい音楽」を用いてなにかを教育するといった類いのものではない。患者さんの気持を感じ取り、それに沿った音楽を選び、悲しいときにはその雰囲気の曲を、楽しいときにはリズミカルで楽しくなる曲を選んで演奏する。

子供や患者さんの反応がわからないときには、楽器をそばに持ってゆくとか、患者さんを楽器のそばまで誘導し、音楽に合わせてコンガを叩かせるとか、手や足を使って楽器を鳴らすなどの動作を促すとよい。

選曲の良し悪しが療法の成果を左右するため、患者さんの心理状態を把握する能力とそれに適した音楽の選び方も重要である。患者さんの動きに合わせて曲を演奏することで患者さんの心理状態が変化し、顔の表情も変化するため、つねに観察を怠ってはならない。

さらに、動くテンポに合わせて演奏を徐々に変化させてゆくことで、患者さんの身体の動きを誘導することができる。

パーキンソン病患者さんの場合、歩行練習に合わせた選曲は、例えば『ティー・フォー・トゥー』、『オー・シャンゼリゼ』、ラテンミュージックの『キエンセラ』など、リズミカルな音楽が適している。

時には患者さんにリクエストするなどして療法を展開すると、思わぬ反応が見られる。例えば阪神タイガースの応援歌『六甲おろし』を聴かせていた患者さんが、本当は巨人ファンであったことが明らかになり、その後、信頼関係が築かれ、療法の展開もスムーズに進められた。

このようにコンタクトの可否が次の療法展開に結びつくために、音楽の選び方は重要である。

歩行練習やボール投げ、リボン回しなど、具体的な目的のある場合の音楽は運動しやすい曲を選べばよい。

また、幼い子供にはアニメの音楽や楽しくリズミカルな曲想の音楽が適しており、曲の種類も多く、比較的簡単に演奏できるのに対して、思春期になると、選曲は難しい。思春期に特有の「心の動き」には個人的な経験と感情が秘められているため、それを他者が知るこ

とは容易ではない。

しかし、同世代のシンガーソングライターの歌う曲などに心情と一致したものがあれば、的確に自分の気持があらわされたものとして受け入れる。それらの音楽や歌い手は、自分そのものとして認識する。好きな音楽には「心の動き」を示す歌詞や曲想、雰囲気が含まれているため、思春期の青少年・少女の悩みや心理状態を知る手がかりとなる。

歌手の容姿やファッションの真似もただの憧れだけでなく、青少年・少女期の心理そのものをあらわしている。だから同世代を魅了し流行る。

それらの音楽分析や時代分析を通して、対象者の心理を理解すれば、音楽選択も確実なものになる。

年長者もまた、かつての青春時代の曲を覚えている。苦労した時期、必死で生きていた時代、楽しかったこと、初めて出会った人との思い出の曲など「心の歴史」が刻まれている。そうした音楽が療法に有効な音楽である。

巻末の表07に音楽運動療法で使用する主な音楽リストを示す。

音楽運動療法に使用する音楽は、感性伝達に適したものを選ばなければならない。音楽は人の生命維持をつかさどる部位を活性化することも、逆に生体を混乱させることも可能である。

その意味から、「音楽は、人間の生命(いのち)と交わせることばである」と言える。

2-6●音楽運動療法の生理学

音楽運動療法は患者さんの身体的、精神的障害を克服するため、患者さんをトランポリンまたはメガボールに乗せ、意識覚醒と意識集中を促す生体活性化療法である。抗重力姿勢での上下するリズム運

動に合わせて、音楽の生演奏を聴かせる。この同時に入力される上下運動と音楽の感覚刺激により、その人固有の生命活動を呼び起こし、とくに生命維持をつかさどる脳幹部の機能と大脳皮質全体の高次脳機能の両方を活性化して、障害部位の機能回復および修復を促す。

基本的な音楽運動療法の進め方は患者さん(子供)を座位、もしくは立った姿勢に保たせ、トランポリンによる物理的な上下運動の刺激を与える。さらに上下運動に合わせて、事前の聞き取りにより選んだ曲目を生演奏すると、患者さんは外界への意識集中とともに、鮮烈な印象をうける。この楽しい体験のくり返しにより治療を促すの

▶図2-2──音楽運動療法中の脳活動
音楽運動療法は、聴覚だけでなく五感を総合的に刺激して、脳の最深部の情動系に結びついた記憶から大脳新皮質の知的記憶までを呼び起こす(図は川村光毅「音楽する脳のダイナミズム」『脳科学と芸術』工作舎より引用)。

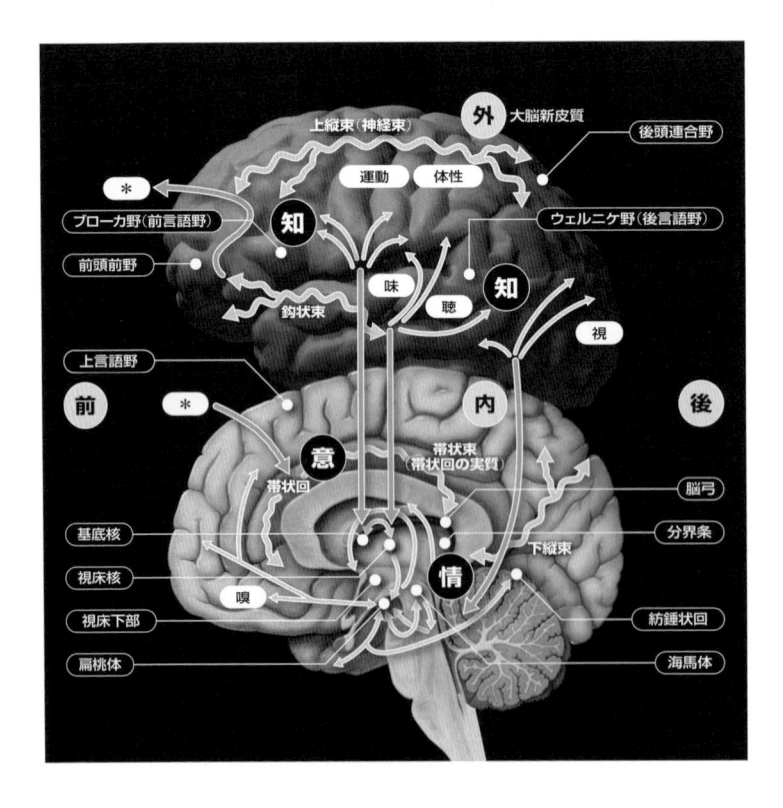

である。また、上下運動による覚醒だけでなく、従重力姿勢での左右にゆれる水平運動も加えて鎮静をはかるほか、音楽聴取だけの休息の時間もとるようにして、心と身体を癒す。

この音楽と運動を同調させた刺激は、通常の音だけの刺激や運動のみによる身体刺激に比べると、身体感覚と記憶指令系統の神経連絡をより密にし、脳神経網全体を統合的に活性化する可能性を大きくする。

自分の動きが音や音楽と連動すると、情動が刺激され、この体験を「心地よいもの」として記憶する一連の神経系、扁桃体→海馬→前頭葉への回路の活性を促すようになる。

すなわち、この音楽と身体運動の同時感覚刺激はもっとも古い脳から新しい脳（大脳皮質）にいたる、すべての身体感覚器と経験記憶・認知記憶を強力に呼び起こす［▶図2-2］。

このくり返しセッションが認知・運動系を活性化して神経回路の再編・構築を促し、認知・運動・判断・行動制御能力を向上させる。快感をともなった経験を特別の出来事として記憶する人の生理反応が療法を成立させている。

2-7 ● 音楽と運動の相乗効果

トランポリンの上下運動は本人の意思に関係なく脳と身体を統合しなければならない状態にしてしまう。また、この刺激は状況に適応する生体反応をおのずと引き出すのに適している。

抗重力姿勢保持による上下運動刺激は、姿勢反射、平衡感覚、前庭感覚や動眼神経系を活性化するだけでなく、環境に順応するために必要な意識覚醒と意識集中を促し、行動の意味を考えさせる。

トランポリンの上下運動刺激と抗重力姿勢保持に同期した音楽聴取は生命維持機能をつかさどる脳幹を刺激し、とくに前頭前野を使って行動を企画・調整する能力を高める効果が期待される。

また障害部位の機能回復に関係する神経伝達物質の産生および活性を促す作用によって、損傷部位を修復し、大脳皮質への神経連絡を活性化させ、必要な高次脳機能も賦活させる可能性がある。
この音楽と運動の相乗効果により神経ネットワーク構成を活性化し、必要な能力を拡大させる。すなわち、残存機能を活用して環境変化に対応する能力（代償性）を最大限に引き出し、神経ネットワークの再構築（可塑性）を促し、能力改善ないし増進（学習性）をもたらすようにするのである。

2-8 ● 快感情動を誘発する脳内プロセス

座位、立位の抗重力姿勢による上下運動が脳幹部、とくに青斑核を刺激し、その刺激が脳幹網様体から視床下部を活性化する。これらの刺激は最終的に大脳皮質に投射する。楽しい想い出のある音楽と運動の同期した刺激により、好き嫌いの判断と記憶をつかさどる扁桃体や海馬などの辺縁系と選択的注意をつかさどる青斑核が活性化し、セッションを快い報酬として記憶する。
これにより、運動の学習・習熟・制御をつかさどる小脳を活性化するとともに、外界への企画、実行をつかさどる前頭葉の神経連絡の再編を促し、脳全体の機能回復や知的機能獲得への統合をもたらす。

音楽運動療法で重要なのは、療法を受ける人の意志がどうあれ、身体を動かさずにいられない状態を設定することである。もちろん療法を受ける本人が疾患を治そうという気持や意欲をもつことが大前提である。決して訓練を強制せず、これをしなければ治らないといった従来のリハビリテーション方式を取らない。
患者さんは、決して無理を強いられるわけではなく、この療法を受けることにより無意識に身体が動いてしまう状態になり、自然に身体の機能をはたらかせる状況になるのである。

しかも、この療法は苦痛をともなわず、楽しく療法を展開するのが特徴であるため、気分がめいることはない。あくまでも快感をえながら治してゆこうとする姿勢が特徴である。

神経学者、医者でもあるオリバー・サックスは、機能を回復させるためには、予期せぬ出来事を体験させ内在する力を自然に引き出すのが大切だと述べている。[★01] 登山で負傷した左足のリハビリのためにプールに行ったところ、急に青年につき落とされ、あわててプールサイドに泳ぎつき青年を追いかけようとしたところ、自然に足が元のとおりに動かせるようになっていたという自身の体験を披露している。

緊急事態におのずと対処する人間の生命力や意志の力の妙を示唆し、自然な行動を喚起すること、それを計画することが治療につながるとも述べている。

音楽運動療法は、まさしく、「自然発生的な行為を計画」し、「楽しむこと」の実践を心がける。楽しく感じられる要素は動きに合わせて展開される音楽の作用であり、運動系と報酬系の両方にはたらきかけ快感をもたらす。

リオのカーニバルで踊り狂う姿は、人間の本能的な行為であり、運動系と報酬系（ドーパミン系とオピオイド系）の両方がはたらいている状態といえる。運動と音楽のもたらす快感には神経伝達物質カテコールアミン（ドーパミン、ノルアドレナリン、アドレナリンなどモノアミンの一種）系が関わっていることから考えると、音楽運動療法は快感情動を誘発する運動と音楽による生体活性化療法とも捉えられる。

2-9 ● 音楽運動療法の脳神経生理学

音楽運動療法の効果をもたらすのは、脳幹や中脳から大脳皮質への神経網をつなぐアドレナリン、ノルアドレナリン、ドーパミンなど神経伝達物質（A6、A9、A10系）の活性化によることが大きいと考え

られる。さらにさまざまな神経伝達物資と連動して、スムーズな運動と認知が行われている[▶図8-7(173ページ)]。

とくに外界の状況に合わせて適切な行動と対応をはかる前頭葉の指令神経系は、第一に青斑核(A6系)からの状況情報を受けて作動する。この青斑核は学習、鎮痛、排尿、血液循環などに関与している。

シーガルらの動物実験によると、音刺激とおいしい食物を併せて動物に与えると、その経験は忘れられないこととして記憶される[★02]。食欲の充足は快感をもたらし、おいしい食物に連動する音刺激は重要な記憶情報となって記憶を増強すると考えられる。

この快感経験は、子供の発達においてもリハビリテーションにおいても重要である。いかに行動するかは、それまでの快感経験の記憶と、進行中の出来事を照合し、その価値を判断して決定される。このように場面に応じて、認識や行動のパターンを再編し、環境への適応をはかり、記憶を重ねることが学習である。すなわち、行動を指令する前頭葉の活性化は、好きか嫌いかの判断(扁桃体)と青斑核や辺縁系の記憶と連動して起こる。

したがって療法の良否は、楽しく快感のえられる出来事をいかにたくさん経験できるかにかかっている。患者さんにとって、音楽も運動もある意味ではストレスだが、セッションが適度な快感刺激と満足感を与えるものとなれば、脳の記憶と学習を促すことになる。

近年、音楽と連動する身体活動についての研究結果が理化学研究所の記憶学習機構研究チームによって発表された[★03]。それによると、痛みや熱、大きな音、恐れや不安などのストレスに対してCRFホルモン(コルチコトロピン放出ホルモン)が脳内に分泌される。このホルモンは運動学習の基礎過程である小脳での長期抑圧を制御する上で必須であるという。脳の視床下部や扁桃体、青斑核、小脳に存在するCRFホルモンは、ストレスに身体が対処法を学習するさいに活性化すると考えられる。

2-10 ● 対象疾患

現在、音楽運動療法による効果が確認できている疾患は次の疾患である。

先天性脳障害——脳性麻痺、レット症候群、エンジェルマン症候群、自閉症、精神発達遅滞(知的障害)、ダウン症、巨頭症、小頭症、水頭症など。

後天性脳障害——蘇生後脳症、低酸素脳症(例えば溺死からの蘇生、気管閉塞や呼吸停止後の蘇生)など、脳炎後遺症(インフルエンザ脳症、ライ症候群など)。

脳器質性変性——パーキンソン病や小脳変性症、老人性疾患のアルツハイマー、認知症、がん(悪性腫瘍)疾患。

外傷性脳障害——落下事故、交通事故など頭部外傷による出血や損傷後の意識障害。

内因性脳障害(脳血管障害：脳卒中)——脳出(溢)血、脳梗塞、クモ膜下出血(脳動脈瘤破裂)後の意識障害。

精神疾患——統合失調症、双極性障害など。

療法を実施する場合、それぞれの疾患にあわせた療法と技法がある。とくに先天性の疾患と後天性の疾患では障害の根本原因が異なるため、一様に述べることはできない。しかし、神経症状としてあらわれる動きは共通する場合も多く、脳の損傷にともなう機能障害に起因していることが推察できる。それらの疾患に関しての特徴や病態と治療法については既刊の専門書を参考にしていただきたい。

次章で疾患別の音楽運動療法の実施方法と展開技術を紹介する。

まとめ

音楽運動療法の治療理論を生理的にまとめると以下になる。

「抗重力姿勢保持によるトランポリンの上下運動刺激は本人の意思に関係なく状況に適応する生体反応を引き出す。とくにこの刺激は姿勢反射、平衡感覚、前庭感覚、動眼神経系、筋系の発達および心肺能力も高める。さらにトランポリンの上下運動に同期した音楽聴取は生命維持機能をつかさどる脳幹から辺縁系を介して大脳皮質までの広範囲の神経網を活性化し、行動企図をつかさどる前頭前野を刺激する。また、メガボールによる従重力姿勢の水平運動はゆりかごに揺られている心地よさをもたらすため快情報として記憶される。これらの意識覚醒・集中とやすらぎのくり返しが、神経伝達物質の産生およびはたらきを活性化し、脳の損傷部位の修復・再編を促し、高次脳機能を賦活させる可能性を大きくする」。

音楽運動療法において重要なことは、患者さんの生きがいや喜びを確かめ感動を共有しながらセッションを展開することである。そうした心地よい体験の積み重ねが脳の可塑性、学習性、代償性を喚起し、リハビリテーションを可能にする。さらに重要なのは「患者さんとのエモーショナルな接触と協力が免疫力を高め、治療の良否を決定する」ことである。

★01──O・サックス『左足をとりもどすまで』金沢泰子訳、晶文社 1994。
★02──Segal & Bloom, 1976.
★03──理化学研究所プレス発表「ストレスホルモンが小脳の運動学習に必須であることを発見」1999年4月23日。

【第3章】
音楽運動療法による自閉症児および重度脳障害児の心の解放

3-1● 自閉症児および障害児のための音楽運動療法

　脳障害児への音楽運動療法には、対象となる児童の障害の程度や疾患による特徴をよく調べ、どこをどのように改善・回復し新しい能力を獲得させるのか、ある程度最終目標を予測して療法の計画を決定する。療法効果は心理的な癒しにとどまらず、具体的な身体変化や行動変化としてあらわれるように計画する。

　脳の神経系の再編成や機能回復の科学的データを採るには、脳波やCTスキャン、fMRIなどさまざまな検査方法があるが、そうした画像診断のみが決定的な改善・回復の証拠でもない。また、条件設定が異なれば当然データも違ってくる。検査法の適否を検討することは、私たちがする仕事ではない。

　療法によって、誰の眼にも明らかに子供の心身や行動が良好に変化すれば、大きな価値がある。療法中の子供のようすを観察し、注意

深くセッションを重ね、記録をとり、膨大な時間をかけて検証・分析する必要がある。その時間軸は年単位になるのが通常である。
療法の対象となるのは自閉症など広汎性発達障害のほか、脳性麻痺、ダウン症など遺伝性疾患の子供たちである。

3-2●自閉症の原因と治療

自閉症はあまりにも多種多様な行動パターンと行動異常があるため、セラピストだけでなく、家族や教育者をふくめ地域ぐるみの取り組みがなくてはよい方向へ導くことができない。また医学面からの原因究明も急務である。

最近、自閉症の原因が予防接種に含まれる防腐剤の水銀溶液ではないかと指摘する英国とアメリカ西海岸の報告がある。[01] 3種混合ワクチンに含まれるチメロサールが原因とすれば、これを排除すればよいわけだが、薬剤による水銀物質のキレート療法で自閉症が改善したケースはまだ少ない。しかしアメリカでは改善例が認められ、その家族たちは水銀中毒によるものと信じ、医療機関のミスとして司法に訴えている。アメリカ議会でも水銀中毒説は論議を呼び、障害家族をもつ議員の訴えで、補償問題に発展している。

原因物質や発生機序について不明な点の多い自閉症だが、1960-70年では1万人に3-4名の発症率が1988-91年には1万人に27名に増加している。30年で6倍になった発症率と、この間蔓延した環境ホルモンや化学物質、食品添加物などとの因果関係が皆無とはいえそうもない。とくに、増加傾向にあるアスペルガー型自閉症の原因を調べるためにも、母体内に蓄積された化学物質がいかに胎児の脳神経系に影響をおよぼすか、今後究明する必要があるだろう。とはいえ、子供本人や家族にとっては、病理学的原因究明より行動改善や治療のほうが大切である。

先のキレート療法は昔からある漢方の植物成分による毒素排出療法

と共通していることから、今後の研究により毒素の同定ができれば治療法のひとつになるだろう。大切なのは子供の状態把握と適切な治療方法に関する研究であり、困難な現状を打開する手だてとなる家族支援制度や教育機関と医療機関の連携による子供への関わりである。そうした背景があってこそ、自閉症児の行動改善のための治療と音楽運動療法は効果をあげる。

自閉症の行動パターンである上下運動は音楽運動療法の基本でもあり、神経伝達物質のコントロールを自らが行っているとも考えられる。一見異常にみえる行動の原因を探るためにも、水銀をはじめ重金属・化学物質のキレート療法をすすめるにも、さまざまな分野の共同研究が必要だろう。

音楽運動療法は社会的・教育的側面からも、児童の家族に対しても精神的な支えになるため、関係者の協力のもと実践研究を優先することが大切である。

3-3●自閉症と特異な能力

デロングは自閉症を2つの異なるサブタイプに分類した。

第1は、早期に起こった両側脳損傷（damage）によるもの、通常は側頭葉、少数例では内側側頭葉の障害である。これが言語の理解や社会的コミュニケーション、目的のある活動などを阻害する。このような子供は、全般的に脳機能が低下し、意味の構築が不可能である。けいれん後の内側側頭葉硬化症、ヘルペス脳炎、小児スパズム、両側頭葉の結節性硬化症、先天性風疹感染症をともなった自閉症のケースなどである。

第2は、遺伝的ではあるものの原因遺伝子を特定できてはいない一般的な特発性自閉症である。多くは2歳前後に退行現象があり、言語や記憶やさまざまな技能に特異な発達を示すケースがある。諸機能の発達にばらつきがあり、情緒不安定な傾向がみられる。予後は

第1のタイプに比べ比較的良い。カナーが最初に記載した症例がこのタイプである。大半の例で、この特発性自閉症は家族性の感情精神病理（うつ病、双極性障害、強迫性障害）に関連し、大感情障害（major affective disorder）を早期に発症している親族が多い。[★02]

第2のタイプの自閉症者には、かんしゃく、刺激感受性亢進、極度の不安、社会的接触拒否、興味対象や注意対象の狭小化、認知の狭小化、幸福感の欠如など、顕著な症候がみられる。このタイプの自閉症児は、左大脳半球がうつ病と同様に低セロトニン状態であり、フルオキセチンのような選択的セロトニン再吸収阻害剤で症状が改善することが知られている。

左大脳半球のセロトニン欠如は、言語にかかわる学習を阻害し、右半球への代償作用を促すと考えられる。自閉症児の記憶や学習は、右側の大脳半球と海馬のみを使っているようであり、この記憶方法は、脳機能の左右分離研究によると、断片的できわめて特異な記憶、いわゆる「まる暗記（単純記憶）」であることが知られている。

デロングの分類によれば、アスペルガー型も第2のタイプに入るが、アスペルガー型自閉症が遺伝性のものかどうかについては、まだ議論の余地があると私は考える。

3-4 ● 自閉症児への選曲

自閉症といっても行動パターンや外界情報の認識能力はさまざまなので、この音や音楽がよいとか、音楽の選択基準を示すことはできない。しかし、行動や症状のタイプによって音楽選択は可能である。例えば、多動で走り回るタイプの子供には動きに合わせて即興的に弾くピアノが向いているようである。曲は従来の音楽よりもフリージャズや現代音楽のような前衛的なものが適している。そのような自由なサウンドが自分の動きに連動すると、意味を探ろうと動きを止めてようすを窺う。わざと行動を変えるなどして楽しんでいるよ

うすならそのまま即興演奏を続け、コンタクトを緊密にするのがよい。しかし、耳に手を当てて音を遮断するしぐさや声を上げて不満顔をした時には、すぐに中止する。

本当に嫌がっているのか、音の変化を楽しんでいるのかを確かめるには、今まで弾いていた音を小さくすると聴こうとするか、反対に安心するようすかで判断できる。

一見、無関心そうな子供でも、音楽の種類が変わると行動変化を示すこともある。テレビアニメの音楽や一般的な子供の曲を好まず、モーツァルトの『トルコ行進曲』やチャイコフスキーのピアノ協奏曲が好きな子供もいる。

このようなケースは物理的な音の大小を感知する古い脳の部分ではなく、もっと新しい脳の部位がはたらいていると判断できる。音楽の好みと種類によって脳の発達状態が推測できる。

また、部屋の隅っこでひとりぽつんと座り込み、こちらを観察して動こうとしない子供もいる。音が鳴っていようと無関心でじっとしている。音そのものよりも人との関係にストレスを感じているとみていい。まわりの人が自分に何か嫌なことを強制するのではないかと恐れていることが多い。自分からトランポリンに乗ろうとしないし、関心も示さない。

しかし、無理に誘わずにそのままにしておくと、人が楽しくやっているようすを見ているうちに自分から入って来てトランポリンに乗ることがある。その時こそチャンスである。そのまま決して彼（彼女）を見ず、あたかも外を通る宣伝カーの流す音楽のように演奏に徹する。子供の動きに合わせず、ただもくもくと演奏することが、自由にふるまわせる。

この行動は人への関心やコンタクトは自らの意志で示し、誰かに指図されたくないという気持のあらわれと見ていい。選曲はそれを代弁する音楽が望ましい。たとえば『チューリップの歌』やＳ・ジョプリンの『エンターティナー』などである。演奏にさいして、できるだけ無関心をよそおい、思いを入れず、テンポも一定にして淡々と

045

演奏する。それは別の意味で高度な技術でもある。

3-5 ● 旭川音楽運動療法連絡会

北海道の旭川音楽運動療法連絡会が創られた経緯は、自閉症や障害をもつ子供たちの音楽教室「スモールワールド」と呼ぶサークルの親御さんたちが1997年10月、私に音楽運動療法の講演を依頼したことに始まる。翌98年4月、音楽運動療法セミナーを開催し、その翌月、本療法を学ぶ団体として旭川音楽運動療法連絡会が結成された。以来月に1回、野田の指導のもと「スモールワールド」のメンバーを中心にして療法を実施しながら学び、地元のスタッフ養成を行った。2001年4月以降は3か月に1回参加指導して今日にいたっている。最近の数年間は自主療法を月2回、それに加えて1年に2回の私の指導を行っている。

❶ **スタッフの構成メンバー**——自閉症や障害をもつ子供たちの音楽教室「スモールワールド」を支えているのは、障害をもつ子の親たちを中心にして、純粋に子供の笑顔を見たい一念で集まった人びとである。音楽教育関係者、街のピアノの先生、音楽愛好家、医療関係者が協力し、市内の北海道教育大学旭川校、旭川医科大学、旭川大学旭川女子短期大学部の学生たちが障害児教育の実践研修をする場としても機能している。

主要メンバー：野田燎、五十嵐路子、島田英子、寺田真澄、荻野ひとみ、ミュージック・ワンダー・クラブ（旭川音楽運動療法連絡会）、旭川大学女子短期大学部。

❷ **療法実施場所**——旭川市の知的障害者通所更生施設「上川更生ハイム」のホール。広い部屋は大きな窓から光が入り、高い天井とやわらかで暖かみのある木のフローリングは大きなトランポリンを真ん中に置いても、ゆったりとした空間である。子供の動きが見わたせ

る位置にピアノを置き、トランポリンを中心に療法が進行するようにさまざまな楽器や遊び道具が部屋のコーナーに配置されている。

3-6 ● 旭川音楽運動療法連絡会におけるケース報告

Case ❶ K・Tさん（15歳　自閉的傾向）────1998年4月、小学4年生のとき公開セミナーに参加。会場に入り、早速マラカスを持って振る。その後、ご機嫌でトランポリンを跳び、ピアノが鳴るとその方向を見て喜びの笑顔を見せる。トランポリンの動きに合わせて音楽が鳴らされる経験は初めてなので、心地よさが強く記憶される。以降、さまざまに遊び、絵を描いたり、アニメのスターを真似たり、活発に動き回り、充実した療法時間を過ごした。

98年秋から、母親がピアノを弾くようになると曲目を指定するようになる。大体の曲順は『貴婦人の乗馬』、『ウルトラマンダイナ』で自分の跳ぶ姿を鏡で観察して、さまざまな跳び方を試す。その後、文字や絵を書く(描く)のがパターン化した。

2001年秋、中学生になり、療法中のようすが変化し、今まで以上に『ウルトラマンダイナ』のポーズが強迫的にあらわれる。机に向かうと特撮のヒーローの名前をさまざまな色のクレヨンでえんえんと書き続ける。そのころから、マンネリ化した療法に嫌気がさしたのか、参加を拒みだした。中学生になると環境の変化もあり、他者との違いや自我の確立前の悩みでストレスが生まれる。今までのように思うように動きたい反面、それを許さない世界があることもわかり、将来にある種の不安を感じているように見られる。

02年春以来、進学に関する不安から、アトピーとチック症状があらわれ辛い日々が続く。自分の姿を鏡で見るのが嫌らしく、ビデオ撮影も拒むようになる。療法途中に興奮して部屋を出て行くことがあった。しかし、他の療法参加者に対し「どうぞ」と言う心配りを見せる面があり、決して人や療法が嫌いになったのではないことがわ

かる。
03年3月の療法ではピアノの音楽なしで、うっぷんをはらすかのようにトランポリンを激しく跳ぶ。この後から、積極的に療法に参加するようになる。同年秋には進学する学校も決まり、やっと不安が解消され、アトピーやチック症状も緩和された。

Case ❷ Y・T君(21歳　自閉症)——発語はなく警戒心が強く、人にも場所にもなじみにくい。他者との関わりが大変困難。1998年4月、音楽運動療法のセミナーに参加したものの、吹き抜けの大空間にいる多くの人びとに驚き、終始落ちつかないようすで歩き回り、会場を何度も出て行こうとする。母親がY君の手を胸に交差させなだめるとやっと落ち着きを取り戻したので、『愛の賛歌』のピアノ演奏を聞かせた。

この後、すぐにY君は全寮制の高等養護学校に移り、3年間寮生活をおくるようになり療法を受けなかったが、母親は療法に参加してスタッフの勉強を続けた。

2001年9月、高等養護学校を卒業し、3年ぶりに療法を受ける。大空間や人に対する警戒心がやわらぎ、会場を歩き回っているものの、部屋から出ていこうとはしない。顔の表情も柔和になり、まわりを見る余裕が出てくる。自宅でピアノの先生の演奏に合わせてボールに乗って上下運動を続けたおかげと考えられる。自分で好きな鍵盤をたたき、彼流のリズムとフレーズに合わせて、打楽器やサックスを演奏すると大変喜び、コミュニケーションが可能になった。今まで見せたことのない笑顔と満足げな表情を示し、これを契機にしてセッションがさらに楽しくなったようすであった。

03年11月、Y君はトランポリンに乗り、楽しそうに20分間跳び続けた。Y君にとって音楽運動療法は大切な余暇の過ごし方になっており、安心してさまざまな人と交流できる機会になっている。最近は音楽の許容範囲がひろがり、聴く曲に合わせてフィジオボールを[★03]馬代わりにして上手にトランポリンのまわりを楽しそうに回り愛嬌

を振りまいている。

Case ❸ S・K君（18歳　自閉的傾向・精神発達遅滞）──S君は発語がほとんどなく養護学校の6年生の時、初めて療法を受けた。手を叩いてはその手を前に突き出して威嚇しているような不思議な行為があり、それをいかに解釈するかが問題であった。とくにトランポリンを跳んでいる時にするので、興奮状態になったための身体表現にも思われ、自分とまわりの人や物との間の距離や空間を、視覚的・聴覚的に確認しようとする行動とも考えられた。自分とまわりの世界を分離させ、何かを排除しようとしているようであった。

トランポリンの枠を歩いたりするのはどの子供もすることで、それほど異常なことではない。しかし、ロープでぐるぐる巻きにした自分の姿を鏡に映してトランポリンを跳ぶ。それを見ている親御さんは何とも言えない表情をした。しかし、お父さんにも参加を求め、S君とともにロープでぐるぐるに巻いてみると、S君の表情が満足げに変化した。お母さんも一緒にロープでぐるぐる巻にしてトランポリンを跳んだり、床を歩いたりした。そのようすは家族との絆を確かめているようで、手を突き出して叩き跳んでいた行為を理解できるような気がした。孤立からの救いを欲するあまり反対の行動を取らせていたと言える。他人との距離を何とかしたいと思っていても、誰も近づいてはくれない。親御さんの自分への愛情を確かめるように、おれは他人の援助を必要としないし、何も恐れてはいない、おれに近づく必要もないと虚勢をはっていたものと思える。

高校生になり寄宿舎生活をおくるようになって、精神的にも落ち着き、それからの療法ではロープを要求することはなく、楽しくトランポリンを跳んでいる。最近は強迫的な跳び方をせず、気分よく跳ぶことを楽しんでいる。

Case ❹ E・Sさん（18歳　結節性硬化症）──養護学校高等部3年に在籍し、結節性硬化症を有するEさんは8年間にわたり旭川で行われて

いる音楽運動療法に参加してきた。生後6か月よりてんかん発作が始まり、重度の精神および運動発達遅滞のあった少女は、8年間で精神的にも身体的にもさまざまな成長・変化を遂げてきた。

1998年4月、9歳の時に療法を受けはじめたころは、運動したがらず、トランポリンなどは跳ぶ気配はなく、会場につれられてきた時はピアノには興味をもったものの、楽器や遊び道具や人の間を行き来するだけだった。

2度目の療法を受けた時、セッションの最後で近くにいたセラピストとボールのやり取りをする場面があり、母親を驚かせた。それはかつてない行動だったからである。その後、毎月1回30分の療法を続け、当初はただ座りこんでセラピストに揺らしてもらうだけのトランポリンも、自分から立ち上がり積極的に跳ぼうとする姿勢がみられるようになった。療法のさいに演奏される音楽に関しては「今、演奏して欲しい曲」、「嫌いな曲」など、手の動きと声ではっきりと意思表示するようになった。

日常生活では難治てんかんを抑える薬の副作用のため、ほとんど居眠り状態のEさんは自発的に動くことはまれであったが、幼いころから好きだった音楽と、トランポリンの上下動が意識の覚醒とコミュニケーション意欲をもたらしたと考えられる。

最近は好きな音楽と嫌いな音楽の好みを、手や顔の表情、さらには声に出して意思表示する。従来、結節性硬化症の場合、目的意識をもったり人の行動の意味を把握したりすることが困難で社会的関心をもてないとされたが、今やEさんは、それらの問題をクリアしており、療法の効果があったと結論できる。

3-7 ● 京都音楽運動療法連絡会における重度脳障害児のケース報告

Case ❺ C・Kさん（療法開始18歳現在23歳　低酸素脳症）──呼吸器や心肺停止などの原因による低酸素脳症など、酸素不足による蘇生後脳

症や溺死状態から蘇生した障害児に対する音楽運動療法は、発症から3か月以内の場合は療法の効果が著しく、障害の改善・回復が速いように思われる（第8章参照）。発症から2年以上経過した児童の場合、改善・回復は困難になる。発症から年月が経つと、脳の神経網が萎縮してしまうためと考えられるが、10歳までならば脳の発育が期待できるため、五感の刺激や人びとと交流する機会をつくり、子供によい環境を設定すれば、障害の改善・回復を促すことが可能である。

Cさんは10歳を過ぎたケースだが言語によるコミュニケーションができなくても、表情の変化や細かな指先の動き、まばたきによるコミュニケーションが可能となった。大切なことは障害があっても「ここに生きている」実感をもつことであり、共有する時間を楽しむことである。絵や音楽、ダンスといった芸術表現を介して人と交わる楽しさは、障害の有無に関係なく存在する。

「生きている意識」は他者との関係によって生じるものなので、家族や療法実施者とのあいだで音楽や身体表現が言語の代わりに交わされ、意思疎通ができるようになる意義は大きい。例えばピンク・レディーの曲など、目の前で歌い踊る姿を見せると表情が変わり関心を示す。また、流行している曲を歌ってみると明らかに歌詞の意味を探ろうとする。会話に関心を示すのが目の動きでわかる。声を出して反応することなど、注意して観察すれば多くの反応が読み取れる。勝手な思い込みで子供の状態を決めつけて、意識がないと考えると大変なまちがいを犯す。わかってもらえない思いがつのって無反応になっている場合もあるため、つねに子供の身になって感じるよう心がける。このようなケースの子供たちは数多く存在し、何の治療も受けていないのが現状である。

Case ❻ T・Oさん（療法開始16歳現在26歳　エンジェルマン症候群）――1965年にエンジェルマン（H. Angerman）によって3症例が記載されたこの症候群は、第15番染色体異常が原因である。その行動特徴

から「ハッピー・パペット（幸福なあやつり人形）」症候群とも称される。
外見的特徴はやや大きな口、舌の突出、顔の特徴、後頭部平坦化にともなう小頭傾向、突発的で抑制のきかない笑い、上肢のぎくしゃくした動き、不安定な失調歩行など。内面的には言語発達遅滞のほか、人への関心の乏しさ、道具の使用方法や物との関係が理解できないなどの特異性がある。加えて、第三者との関係を築いたり社会的な人間関係を維持したりすることが難しい。

エンジェルマン症候群では精神発達遅滞があるため、家族との必要最小限のやりとりができるだけで、他人との意思疎通は困難とされてきた。

しかし、Tさんの16歳から21歳までの5年間の療法経験から言えることは、個別に性格や特徴的な行動パターンを分析したうえで療法を展開すれば、かなり意思の疎通が可能になる。

例えば、好きな飲み物を大切に扱ったり、隠してみたりしながら、物と自分、他人と物、自分と他人の関係を何回もくり返しセッションで学ぶうちに社会性が育てられた。好きな物や人の名前を呼ぶことで言語の発声ができるようになる。当初、トランポリンに座るだけで、他者を同じトランポリンに乗せることは好まなかったが、セッションを進めるうちに好きな人を招き入れ、一緒に跳んだりするようになった。このトランポリンの上下運動で獲得したバランス感覚により、歩行の不安定さを解消する。これと前後して好き嫌いの表現に成長が見られ、それまで避けていた人との接触や抱擁がひんぱんに見られるようになった。この愛着行動を活用しながら、一緒に遊ぶことをくり返すうちに、意思疎通ができるようになった。

通常、自己制御能力が低く、意思疎通は困難といわれるエンジェルマン症候群であっても、療法の楽しさから療育が可能になる例である。音楽運動療法の展開と活動は他者と交流し楽しさを共有することで成立するため、Tさんの社会的関係が築けたと言える。

Case ❼ K・Kさん（療法開始2歳7か月現在14歳療法継続中　レット症候群）

——1966年、オーストリアの小児科医レット（A. Rett）によって初めて記録されたこの疾患は、女児のみに約1万‐1万5千人にひとりの割合で発症するとされる。進行性の運動障害があるため、脳性麻痺と診断されるほか、手の常同行動と視線の合いにくさから自閉症と診断されることもあった。また、てんかん発作があるため、疾患不明のまま「てんかん」と記されることもあった。1歳半ごろから発症し、成長するにつれてつねにもみ手をするようになり、目的をもった手の使用や言葉が退行する。足からの刺激を拒否する傾向があるため歩行障害が徐々に見られる。また覚醒時の無呼吸、過呼吸のくり返しや歯ぎしりなどをともなう。

乳幼児前半のKさんはニコニコとよく笑い、発育は正常。8か月ごろから人見知りがあったが、話しかけると反応があった。10か月ごろ、お座りができず、身体がしっかりしないようすで発育に遅れが見られた。1歳2か月、典型的レット症候群の常同運動である手もみが見られる。表情の変化が乏しいが、母親の歌やブランコの揺れには笑顔が出る。1歳9か月、レット症候群と診断される。

2歳7か月、音楽運動療法開始。療法中笑顔が増えたので定期的に受けることなる。立位姿勢は拒否。トランポリンの上下動は好まず、メガボールのうつぶせでの横ゆれを好む。療法実施にともない徐々に上下運動や足の裏への刺激を嫌がらなくなる。選曲は『大きな栗の木の下で』、『おもちゃのチャチャチャ』、『森のくまさん』など（1998年8月‐2001年1月まで月1回、以降現在まで月2回、1回30分の療法を受けている）。

3歳半ごろ、けいれん発作があり、鼻・口から吐く。それ以降、興奮した時に軽いけいれんが起こるようになる。眼球が左に向き、身体を反らせる。しかし表情は豊かになり、笑顔の持続が顕著で声を上げて笑うことも増えた。鏡に映る自分の姿を見るほか、まわりのスタッフにも関心を示す。選曲に『夜空ノムコウ』、『フラワー』、『ひかる・かいがら』などJポップが加わる。

4歳半からかなり激しい横揺れに喜び、トランポリン上のメガボー

ルに乗って左右にゆれながらの上下運動は受け入れるようになる。曲目もJポップ中心。

5歳半ごろ、セラピストの手を握ったり、Tシャツを触ったりするようになる。目的のある手の動きをするほか、握力も強くなり手もみも少なくなる。

6歳以降、それまでの子供の曲とJポップに加え、年長者の好むポップスやジャズなども聴くようになる。歌い手の顔をじっと見て歌詞の意味を知ろうとしている。沖縄戦の悲しい物語を歌う曲を聴いて涙を流すなど感情表出が見られ、情緒面の発達が見られた。このころから歌詞と同じ発音の言葉でも意味が違う、同音異義語や語呂合わせに興味を示す。自分の名前と同じ発音の入った『森の水車』は定番になっているほか、最近は『キセキ』など、人へ思いを伝える歌や物語性のある歌を好むため、スタッフは選曲に苦労している。

レット症候群については、遺伝性染色体異常に原因があることが突き止められているものの、現在のところ有効な治療方法はない。しかし、これらの児童を持つ親御さんにとって、楽しい時間を子供にもたらすことのできる音楽運動療法の意義は深い。

とくにレット症候群では、言葉の理解ができるのに話せないストレスをいかにして解消するかが課題になる。

Kさんの場合、自分の好きな音楽が聴こえてくると身体を左右に揺らす。その行動から大きなメガボールによる横ゆれを行ったところ、声を出して笑った。レット症候群の子供には横ゆれを中心とした音楽運動療法が効果的である。その理由は定かではないが、推測するに、脳への刺激が抗重力姿勢の意識覚醒の原理とは別の神経伝達物質の産生や活性化を促していると思われる。指を口に入れたりもみ手をしたりする常同行動が改善することから、横ゆれのリラックス効果が察せられる。

レット症候群の子供たちは一般的に足への刺激をもっとも嫌い、そのため立って歩くことをしない。しかし、ある程度のセッションを経験すると足への刺激も受け入れるように感じられる。歩行練習を

してみると自分で足を前に踏み出したりするようになる。

コミュニケーションには複雑な表現を含む絵カードや写真を活用して、子供の表情変化や指や頭の動きなどにより意思を確認する。

また、わずかでも発声できる子供には、できる限り励まして、意思を伝える練習が必要である。例えば、レット症候群の子供は自分の名前と同じ発音の言葉をくり返す歌を歌うことで同音異義語を理解することや、語呂合わせ、だじゃれのような言葉遊びは大好きである。歌の抑揚と言葉が一体になった曲を好み、自分のおかれた心理状態をあらわす歌にはすぐに反応する。

言葉の理解力はどんどん成長するため、私たちの歌唱能力が試される場合がある。例えば、最近のJポップも大好きで、早口で歌われる『キセキ』の曲などの意味も理解している。子供だからといって、いつも童謡を歌っていればいいと思うほうがまちがっていることに気づかされる。

言葉が発せられずうまく感情表現できないだけで、知的で高度な言葉の理解力と豊かな感性をもっていることを理解しなければならない。最近の療法実践では、レット症候群の子供それぞれに歌詞を作詞したオリジナル曲を創り、歌うことでコンタクトがよくなるケースが多い。

セッションを積み重ねるうちに、Kさんは笑顔を見せるなど、顔の表情変化によって意思や感情を表現するようになり、さらに物をつかむことや絵や文字を指で指して意思を伝えることなどができるようになった。

3-8 ● 井上智史君（芦屋音楽運動療法連絡会）

Case ❽　井上智史君（療法開始19歳現在35歳継続中　髄膜炎後の後遺症および水頭症）──生後2か月前に髄膜炎を患い、3か月後に髄液による脳内の圧迫を取るためにシャント（バイパス）を入れたものの、それ

が詰まり1年後、再手術。3歳6か月の夏、てんかん発作を起こし、病院に運ばれ処置されるが意識が戻らず、目が覚めてからも首が座らず、追視もせず、痛みも感じず、泣くことも笑うこともしなくなった。それまでは2語文が話せ、手をそえれば歩けたが、それもできなくなった。

6歳になるまでに5回ほどのシャント調整の手術が行われ、それ以後、体幹機能障害により、右手麻痺、両足の筋力低下と尖足のため、ひとりで立つ・座る・歩くことができなかった。6歳ごろ、ドーマン法の腹這いパターニングを試みたがあまり成果なく、16歳のとき正式のドーマン法のプログラムで訓練した結果、立ち上がり介助をともなって30メートルほど歩けるようになった。しかし、知的発達は難しいと判定された。

19歳になった冬、芦屋のみどり学級で初めて音楽運動療法に出会う。手をつなぎながらトランポリンを跳びはじめたものの、足は膝から曲り、上下するたびにガクンガクンと折れ曲がるようにバランスを崩した。背後から抱えるようにして身体を支え、跳ぶ練習で徐々に足の筋肉がつき、トランポリンのバウンドに合わせて上手に跳べるようになった。運動面の発達が顕著になったころ、トランポリン上でキャッチボールもできるようになり、外から投げたボールをうまく受けたり投げ返したりできると大きな声で笑った。その声は20歳の青年の笑い声であった。初めて聞いた声の力強さは、さらなる挑戦に耐え、新たな知識や行動を学習・獲得する可能性を予感させた [▶図3-1]。

また、褒められた時に示す照れたようすから、高度な感情表現と他者との関係を意識する能力があると気づいた。

顔の表情、しぐさからさまざまな事柄への好奇心が読み取れ、音声による言葉の理解はできていると思われ、音声を書きうつす作業としての文字による自己表現が可能ではないかと考えた。いかに文字を書かせるか。その方法論を考えるうち、運動として文字を記憶させれば可能かもしれないと直感した。

生後1か月ごろ、髄膜炎による水頭症になる。3歳6か月の手術のさい、前頭葉の損傷がひどく、医師より「助かるとしても一生笑うことはないでしょう」と言われたが…。

9歳のころ。四肢の麻痺があり介助なしでは座ることもできない。

1993年、19歳のときに野田燎と出会い、音楽運動療法を開始。6か月ほどで音楽に合わせてトランポリンが跳べるようになり、ひとりで歩けるようになる。

1994年9月、井上の「い」および「の」の書字練習をはじめる。95年8月には「いのうえともふみ」と書けるようになる。

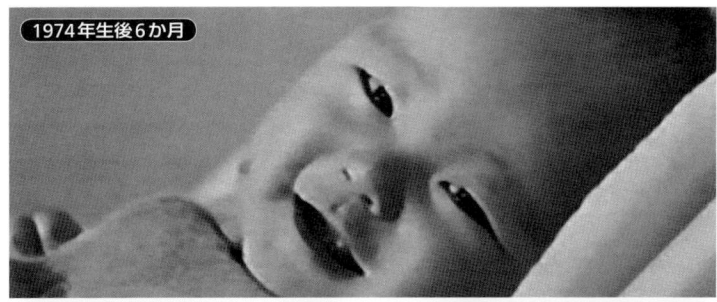

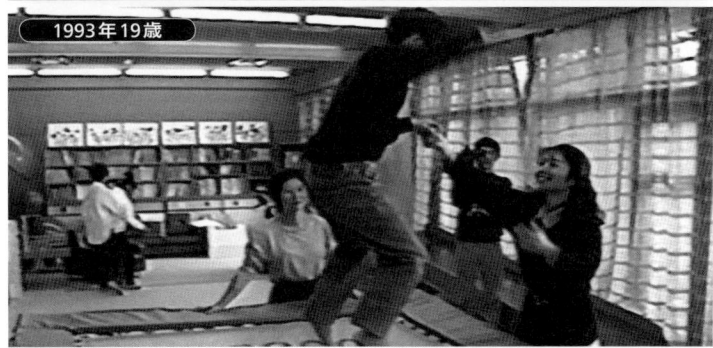

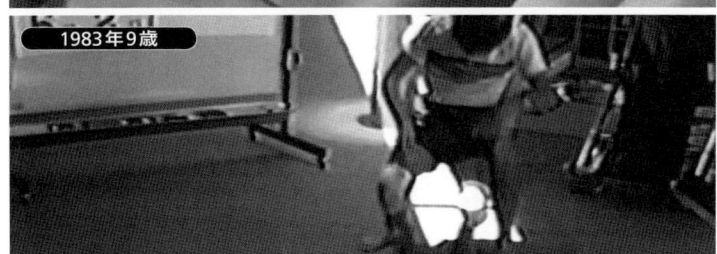

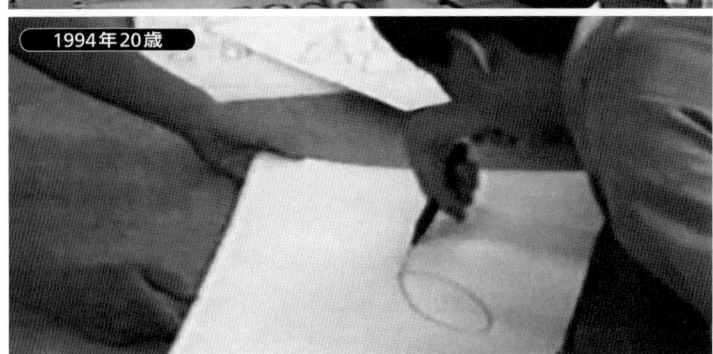

1974年生後6か月

1983年9歳

1993年19歳

1994年20歳

▶3-1──井上智史君の成長と才能の開花

智史君のCT画像の所見では、左前頭葉は全部、右が半分ほど押しつぶされている。話すために必要なブローカ言語野の損傷があるので話すことはもちろん理解することも困難というのが、通説であった。しかし、左右の側頭部は健全で、言葉の聴き取り部位のウェルニケ言語野は残っている。手足の麻痺も左は十分動かせる。また後頭部が健全で小脳もダメージを受けていない。これを参考に考えると、くり返しにより体得する楽器演奏のように「手続き記憶」を活用しながら文字を視覚と触覚で認識し、書字を音として聴きながら運動記憶として体得させることは可能なはずであった［▶図2-1（30ページ）］。お母さんに発泡スチロールの穴あき文字盤を作ってもらい、翌週その文字盤を使ってトレーニングを開始。指を文字盤の穴に入れて形をなぞり、指の知覚で認識し、運動としての動きを目で捉え、それを覚えたところでマジックを持ち画用紙にその文字を書くこと25分。初めて井上の二文字のひらがな「いの」が書けた。そのときの光景は今でも鮮烈に脳裏に焼きついている。不可能と思えた文字認識と書字活動ができる。音声と動きに触覚と視覚を合わせた記憶システムの構築。

　この事実は人の潜在能力を信じることの大切さを教えてくれた。それだけでなく、いかに問題解決の方法論を導き出すかが、すべての療法実施の原点であることに気がついた。

　文字を覚え、書くことがこの学習方法によって可能になることを発見した喜びははかりしれない。その後、この方式で多くの子供たちが文字を書けるようになった。

　智史君はそれ以後、堰を切ったように文字による会話を交わし、意志や思いを伝え、果ては絵画の個展を神戸・大阪・旭川で開催し、多くの人を感動させるまでになった。彼の絵のユニークさと独創的な構図の斬新さは目を見はるものがある。右脳の残存部による空間認識が特異な発達をとげていることは確かであるが、何よりも、いきいきとした表現と喜びにあふれた画風こそがすばらしく、人びとに幸福を感じさせる。

▶図3-2──井上智史君の絵と書
1998年（24歳）以降、書と絵画で個展をひらくようになる。最初は比較的自由に動かせる左手で文字を書きはじめた後、不自由な右手でも文字が書けるようになった。書や絵画はその右手で描いたものである。

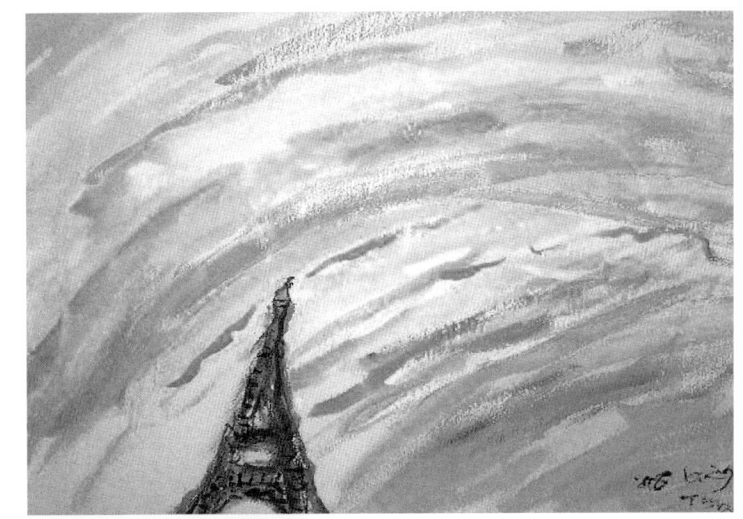

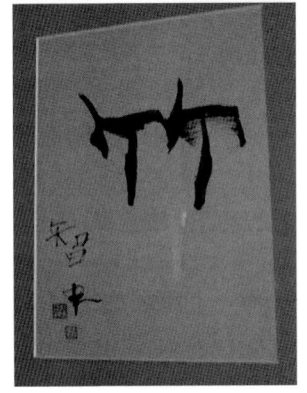

　誰がここまでに成長すると想像しただろうか。絵や書の作品が生まれ、今では詩を書き自分の思いを言葉にしつつある。不可能と思えた発声も少しずつだができるようになってきた。
　不可能はある。しかし、多くの子供たちの可能性が未だ見出されずにうち捨てられているのではないだろうか。智史君は今も成長し続けている[▶図3-2]。

まとめ

障害児の音楽運動療法は子供が成長過程にあることを念頭におき、かつてと今の自分を比較・反芻できる機会を増やすことが大切である。かつてできなかったことができるようになった事実を確認できれば、子供自身が未来の姿を見つめるようになり、新たな能力を獲得するための意欲がわき、チャレンジが可能になる。

ひとつひとつの小さな表現の積み重ねは精神的な成長も促進させる。心と身体の表現は音楽の好みや立ち居ふるまいにもあらわれる。それをつねに観察して怠りなく、成長の度合いに合わせて接するように心がける。大人の姿を見て子供が成長するように、大人も成長していかねばならない。

肝に銘ずるべきことは、障害をもって生まれた子供たちは、かつての能力を回復させるリハビリテーションとしてではなく、日々新しい経験を通して学習し、新しい能力の増大過程にあることである。そのため、もっとも大切なことは、心地よく過ごす人間関係と環境設定である。

★01────McLellan F. IOM reviews evidence on thimerosal link to autism. *Lancet* 358: 214, 2001. / Frankish H. Report finds no link between thimerosal and neurodevelopmental disorders. *Lancet* 358: 1163, 2001.

★02────Delong G.R. Autism: new data suggest a new hypothesis. *Neurology* 52: 911-916, 1999.

★03────患者さんの身体全体を乗せる直径100-150cmのメガボールに対し、直径30-50cmのボールをフィジオボールもしくはバランスボールという。フィジオボールは患者さんをその上に座らせたり、セラピストの背中にあててバランス保持のために使用する。またピーナッツ型(長さ30-80cm)のフィジオロールもフィジオボールと同様の使い方をしたり、患者さんの前に置いてつかまらせて前掲姿勢をサポートしながらトランポリンの上下運動をするのに使用する。

【第4章】
音楽運動療法による
パーキンソン病治療

4-1● パーキンソン病について

❶ 病名の由来と概要──1817年、英国人医師ジェームス・パーキンソンによって発見され、彼の名が病名となる。中脳にある黒質緻密部のドーパミン性神経細胞の変性と線条体ドーパミン低下を主病変とする原因不明の神経疾患である。

疫学的には先進諸国の発症率が高く、欧米白人は人口10万人当たり100 - 180人、日本人は40 - 70人、黒人では4 - 10人で人種により発症率に差があり、約千人に1人の割合である。最近は、中国上海での発症率が高くなってきている。

❷ 症状と発症年齢──運動機能障害を中核症状とし、振戦（ふるえ）、筋固縮、無動・寡動、姿勢反射障害の4つが主徴。ほかにも自律神経症状、精神症状、認知機能障害が見られる。発症年齢は50歳代が多く、60歳代と続く老人性の疾患。40歳代以下は若年性パーキ

ンソン病と呼び、家族性の遺伝と見られる。

❸ **一般的な特徴**――背中が曲り、ちょこちょこ歩く。転びやすい。身体が傾く、筋肉の痛み、関節の痛みがある。手足の変形と手が震える。字を書くと小さくなってしまう。声が小さい。口をモグモグ動かす。食物が飲み込みにくい。笑わない。意欲がなくなる。便秘、排尿困難、幻覚、幻聴、妄想がでる。

❹ **現在の治療法**――ドーパミン投与など薬物療法が主流。定位脳手術、視床および淡蒼球破壊術。ドーパミン細胞移植術（生体試験段階）。脳深部刺激療法（deep brain stimulation : DBS）。理学療法、作業療法、栄養・生活指導。音楽運動療法。

要約すると、パーキンソン病は、神経伝達物質ドーパミンの不足と不活性を主因とする病である。このドーパミン不足は、考えること行動することのすべてに障害をもたらすため、動作も鈍く、意思表示も不明、痴呆状態に見えたりするが、決して痴呆ではない。すべての神経回路が不活性状態なため、そのように見えるだけである。大切な家族として接する態度でなければならない。

現在、薬物療法が治療法の中心であるが、70歳までは、受容体活性剤（アゴニスト）を投与して、ようすを見ながら必要に応じてドーパミンの補充を行う。幻覚や幻聴、不随意運動（ジスキネジア）などの副作用があるので、ドーパミンの使用はできるだけ遅らせるほうがよい。

4-2 ● パーキンソン病の脳内プロセス

パーキンソン病の顕著な病変は、中脳にある黒質緻密部のドーパミン神経細胞の変性と線条体ドーパミン低下であり、運動機能に異常が生じる。ドーパミンは、運動指令系と知的理解・認知・記憶系の2つの神経系にはたらいており、A9系の運動神経系とA10系の知

的神経系に作用するとされている。

運動するには、前頭葉で外界の状況を記憶(経験)を参照しながら判断し、運動系に指示を発して適切な行動を制御しなければならない。この運動指令に関わる神経伝達物質がドーパミンである。アセチルコリンが増えると筋肉が固くなり、動きを停止させるが、ドーパミンはアセチルコリンのはたらきを抑えて筋系のスムーズな動きを促している。パーキンソン病の患者さんが運動できなくなるのは、このアセチルコリンを抑えるドーパミンが不足していることが主因と考えられている。

A9系の運動神経系は、黒質緻密部から線条体へのドーパミン系ニューロンと、ガンマ・アミノ酪酸ギャバ(GABA)を伝達物質とする抑制系ニューロンがお互いのはたらきをコントロールしている。抑制系ニューロンがはたらいてドーパミンが減少すれば、アセチルコリンが増えて筋肉を堅くし、動きを抑える。この極端な現象がパーキンソン病と考えられる。

薬物療法では、L-ドーパの投与とともに、アセチルコリンを抑える抗コリン剤を用いてバランスを保つ。

さらに抑制系ニューロンには、抑制のはたらきを抑制する直接回路と抑制のはたらきをする間接回路がある。直接回路では、ギャバのほかにサブスタンスP(P物質)、間接回路ではエンケファリンなどの神経ペプチドもはたらいて、ドーパミンとアセチルコリンのバランスを調整している。

4-3●音楽運動療法の進め方

パーキンソン病の患者さんの運動能力低下の原因のひとつに、運動することが不快になるので動かなくなり、意志を伝える神経回路まで不活性になり、それがさらに運動神経機能の低下を招くという悪循環がある。動かさないから構造が変化し、今まで動かすことがで

きた部位も動けなくしてしまう。

日常生活に動きを取り戻すことが、機能の低下を予防し、維持・回復につながるので、患者さんの様態を見てセッションの内容を決定する。

立位姿勢が可能な場合は、手をとってトランポリン前まで移動し、階段を上がって、トランポリン上に手をつないだまま一緒に乗る。ひとりで立って歩けない人や重度の患者さんの場合は、抱きかかえてトランポリン上に座らせる。介助者は患者さんの背後に座り、後ろから支える。

❶ **最重度の患者さん**──トランポリンに座らせた状態でゆっくりしたテンポの曲を上下運動に合わせて演奏する。曲目は患者さんの好みの曲を選ぶ。約15分続ける。最近の出来事や身体の調子の話をするなど、音楽を聴かせるだけのセッションでもよい。セッション後は、身体の状態を観察しながら抱きかかえてトランポリンから降ろす。

その後、あおむけに寝かせて10分ほど、マッサージを行う。

❷ **重度の患者さん**──座位のまま、患者さんの好みの音楽演奏のリズムに合わせて、トランポリンを上下させる。立位が可能な患者さんの場合は、手をとりトランポリン上で左右に足を開き、音楽に合わせて「ワン・ツー」と声を出して重心を左右に移動させる。そのさい、スタッフが外からトランポリンを押すか、またはトランポリン上の療法者が左右の重心移動を促す。

座位でも立位でも患者さんの背後から身体を支え、上下運動しながらボール投げや新体操のリボン回しなどをする。

❸ **軽度の患者さん**──ひとりでトランポリン上に立てる場合、好みの音楽にのって跳ぶだけでなく、さまざまな形状のボールを受けたり投げたりするほか、新体操のリボン回しなども行う。

タンバリンやカスタネットなど、音の出る楽器を鳴らしながら上下に跳ぶのも楽しく、治療効果もあがる。

もちろん体力の許す範囲で、床上での楽器演奏や縄跳びやバレーボールなどの運動をすることは、とてもよい回復練習になる。

4-4●能力に合わせた展開

展開❶――トランポリンでの上下運動に合わせてボール投げなどの運動を行う。複数の動作を行うことの困難なパーキンソン病の患者さんにとって、自動運動のトランポリンと目的のある意識的運動を同時に行うことは、機能改善への契機をもたらす。

時には2、3人がトランポリンに乗り、手をつないで『あんたがどこさ』を歌いながら方向転換遊びをするのもよい。

展開❷――重度の患者さんには、お手玉遊びやさまざまなカードを使った遊びができる。また、ゆっくりと落下する紙風船やゴム風船によるバレーボールもできる。

能力のある患者さんには、速度のはやいビーチボールによるゲームも可能である。ボールへの反応の機敏さに驚くことがある。

いずれもつねに、励ましの言葉をかけながら、療法スタッフや家族、そして他の患者さんたちと一緒に行う。

展開❸――トランポリン運動の刺激を受けながら歌を歌ったり楽器を奏でたりする。患者さんは、自分の出した音を聴いてフィードバックしながら発声や運指の調整を行う。

運動をしつつそれを考え、新たに修正を加えるといった複数動作を制御するプロセスをくり返すことが、脳の高次機能を活性化する。

4-5●歩行について

歩行困難なパーキンソン病の患者さんでも、個人差はあるが、以下のように外部からの刺激があれば歩ける場合がある。

▶階段では歩ける。床の模様を見て歩ける。
▶音楽を合図に歩ける。横から介助すれば歩ける。
▶足の前に小さな障害物があるとそれをまたいで歩ける。
▶手を前後に降ると歩ける。
▶前から手を引っ張ってもらえれば歩ける。

❶ **立位姿勢の保持**──重度の患者さんの場合は、抗重力の立位姿勢保持からはじめる。頭を真っすぐに保持できない場合、後に回した手を後頭部にあてる。左右の足を少し開いて左右の重心移動。前後に足を開いて前後の重心移動。介助は正面から患者さんの背中に手を回して肩甲骨下をしっかりと支える。一歩ずつゆっくりと掛け声をかけて歩く。

❷ **すり足・すくみ足の療法**──介助者は、前から患者さんの肘あたりをつかんで転倒しないように立たせ、かかしのように足の片方に重心をしっかり乗せてもう一方の足を高く上げさせる。できるだけつま先も上げるように指示し、何回かくり返す。その後、ゆっくりと前に歩かせる。

最初の一歩を出すためには、身体を左右前後に少し傾けて重心の移動を感じ、「1、2」（ワン・ツー）と声を出して数を数えて足を出す。または好きな曲を口ずさみ、そのリズムに合わせて足を出すようにする。

❸ **歩行の援助器具と歩きはじめの動作誘発**──赤外線発射装置を付けた杖をボタンで操作して、足の前に出た赤外線をまたぐようにして歩き出す器具を使う。介助者が患者さんの横から足を前に出し、それをまたぐようにして最初の一歩を出させる。イヤホーンを付けて音楽に合わせて歩く。手を振ってから歩き出す。

4-6● 仮面様顔貌の改善とダンス療法

ドーパミンの不足や不活性性が顔面筋の伸縮を妨げるため、重力の作

用で頬や顔の下垂がおこり仮面のような顔になる。これを改善するには、トランポリンによる上下運動をした後、立った姿勢で目を大きく開き、そのまま顎を上げて天井を見るように指示する。

ふだんの生活でも上下左右を見るように促す。目を大きく開ける練習や顔のマッサージをしつつ、鏡を前にして、怒った顔や笑った顔をして表情筋を使う練習をする。

音楽に合わせてダンスをするのも効果的である。ただ左右に揺れるだけの重心移動と前後に足を出すだけのダンスでもよい。患者さんの体力を考えて無理をせず、音楽に合わせて動いていると自然に顔の表情が変化してくる。ダンスのパートナーとの接触から生まれる「心のゆとり」がドーパミンを活性化し、弛緩した表情筋のコントロールを可能にすると思われる。最近フラダンスなどの動きとリズムがセロトニンの活性化を促すとの研究発表もあり、音楽と運動がもたらす効果は想像以上に期待できる[02]。

セラピストや介助者はつねに患者さんの表情や動きに注目し、上手にできたときは少しおおげさに褒めたたえるように心がけたい。この励ましは患者さんを勇気づけ、めざましい効果をもたらすことが多い。

医学用語の蘇生学(Reanimatology)には「再び動く」という意味がある。音楽による蘇生学が成立するとすれば、その定義は
「さまざまな音楽を使って患者さんの生きる意欲や希望を育て、患者さん自らの意志で生きるエネルギーを蓄え、治癒力を高めるもの」
音楽蘇生学(Musical Reanimatology)になるのではと考える。

4-7 ● PETによる画像診断

群馬大学の大江千廣氏を中心としてPET(ポジトロン断層法)による高次脳機能の研究が行われた[01]。

パーキンソン病患者の脳内血流量を調べたところ、従来考えられて

いた大脳基底核の変化は認められず、むしろ大脳皮質、とくに前頭葉での血流と酸素代謝率の低下が認められた。しかも、この血流の低下は、L-ドーパの服用で症状が寛解に向かうとともに改善された。このPETを使った診断にさいして、筋固縮を主体とするものと、振戦を主体とするものとの2群に分けて、大脳皮質・大脳基底核・視床などの血流量・酸素代謝率・グルコース代謝率を詳しく調べた結果、大脳皮質の血流低下は主として筋固縮タイプであり、振戦タイプではそれほどではないことが明らかになった。

さらに大脳基底核の領域を詳しく診てみると、筋固縮タイプのパーキンソン病では尾状核部の血流酸素代謝率は低下しているが、レンズ核（被殻淡蒼球）では酸素代謝率は低下しても、グルコース代謝率が高く保たれていた。これは、振戦タイプのパーキンソン病ではむしろ正常人に近く、尾状核のほうが高くなっていることとは対照的で、筋固縮タイプのパーキンソン病のレンズ核（被殻淡蒼球）では、嫌気性解糖が行われている可能性を示唆する所見である。生化学的検討から得られているミトコンドリア異常を示すものかもしれないと報告されている。

以上のように、血流量と酸素代謝率、グルコース代謝率から、脳のどの部位が正常にはたらき、どの部位が異常なのかがわかる。

また、L-ドーパ投与後に筋固縮が改善された状態では、大脳皮質のグルコース代謝がやや増加し、大脳基底核のグルコース代謝は低下して正常に近い値になったとのことから、これは全体のグルコース代謝のプロフィールが正常に近づいたことを意味しており、興味ある所見といえる。

4-8 ● PETによる画像診断を活用した音楽選択

音楽運動療法の実施に先だち、これら画像診断のデータを参考にして、筋固縮タイプと振戦タイプの不活性部位を活性化する音楽を吟

味した。
科学の先端機器PETによる診断がタイプ別の音楽選択を可能にしたことは、ある意味で芸術と科学の出会いといえるだろう。

筋固縮タイプと音楽──筋固縮タイプには、大脳皮質全体を活性化する意味から、考える要素のある音楽、例えばかつて観た映画の音楽や好きだった曲を中心にメロディックな曲(『ロミオとジュリエット』、『サマータイム』、『ゴッドファーザー』、『慕情』ほか)を選ぶ。
古い脳を直接刺激しないリラックスできるムーディーな曲を中心に選ぶことに留意する。とくに、無意識に身体を解放してしまう、やすらぎを与えるような音楽を使用し、副交感神経に作用する傾向の曲を中心にすると、筋肉の固縮をやわらげるのに最適である。すなわち、交感神経を刺激しないで、過度の情動発現を抑えてバランスの調整をはかる。

振戦タイプと音楽──振戦タイプには、まず身体運動に結びついた情動発現を促すものがよく、軽快なリズムに合わせて自然に動きたくなる音楽を選ぶ。振戦タイプは全身が不活性になり、筋肉が痩せている人が多いので、体力をつけるためにもダンスなどの動きを誘発する音楽が適している。すなわち、リズミカルな曲で、古い脳から新しい脳に働きかける音楽(ワルツ、『ティー・フォー・トゥー』、『サテンドール』、『オン・ザ・サニーサイド・オブ・ザ・ストリート』など)が適しているといえる。
交感神経系を刺激する音楽は、心身を昂揚させて楽しい気分にし、パートナーとダンスを踊れば、振戦も消える。スムーズに動く自分の身体の意識化により、自信もつく。

留意事項──それぞれの性格と好み、精神状態を読み取って音楽を選ぶ必要があり、患者さんが「他人から解放されたい」のか、逆に「世話してもらいたい」と思っているかなどを考慮しなければならない。
基本的には、患者さんの状態に合わせて、知的興奮を高める曲か、情動にはたらきかける曲かを選択する。しかし、音楽は経験・体験

するうちに聴き方・感じ方も変化するため、決して新しい脳・古い脳とはっきりと区別して作用するわけではない。音楽は脳を含む全身の生命活動に影響をもたらすからである。

4-9 ● 脳内麻薬物質と快感

音楽を聴き、快感をともなった運動を続けているときには、情動系・運動系に作用する脳内麻薬(オピオイド)と呼ばれるエンドルフィン、エンケファリンが産生されている。

このエンケファリンの産生によって、ギャバ神経の抑制をとるはたらきが生まれ、結果としてドーパミンが活性化された状態を創り出すことになる。音楽を聴きながら動きが自然に行えるのは、小脳の機能とともに、このエンケファリンが作用していると考えられる。

音楽による刺激が生理的・心理的に人を覚醒させることはわかっているが、分子レベルでの神経伝達物質のふるまいを証明するにはいたっていない。

しかし、PETによる検査では、視床下部の血流量の増加やブドウ糖の代謝などで活性化された状態を確認することができる。

また、運動野の領域の活性化も同じく視覚的に調べることが可能である。

しかし、エンケファリン、エンドルフィンなどの内因性オピオイド物質は、本来痛みを緩和する時にはたらく物質なので、過度の運動や音刺激は、痛みや危機感として感受されている可能性がある。それが、幸いにしてパーキンソン病の患者さんの生体活性化を促しているとも考えられる。

この場合、患者さん自身のドーパミンが増えたのか、他の伝達物質が少しのドーパミンでも作用するようにバランスをとったか、もしくは興奮性(D1)あるいは抑制性(D2)のドーパミン受容体が活性化し、調整されたと考えられる。

とくに、音楽運動療法のもたらす覚醒状態に応じてドーパミンなど、カテコールアミン系ニューロンの活動が上昇するため、新たなニューロン集団の活動を活性化させている可能性がある。

音楽を聴くとエンドルフィンが産生されるというのは、音楽が快感を呼ぶのではなく、心理的にはともかく、生理的には痛みとして生体に響き、その痛みの緩和のためにオピオイドが産生され、それを快感として受け取り、音楽を心地よいものとして記憶するのかもしれない。

ランナーズハイなどの運動による快感も、痛みを忘れなければ動き続けられないため、ある一定の水準を越えるとオピオイド系の物質が生み出されるのだろう。

それと同じく、一定の音刺激は、生体の生命維持に必要な機能の活性化をもたらし、それにより不安を解消して興奮を呼び起こし、生体を保護すると考えられる。

4-10 ● ケース報告

Case ❶ I・Hさん（77歳　女性、元小学校教師・茶道師範）

病歴：1987年　歩行障害、手の振戦が出現。同87年11月30日兵庫医科大学病院にてパーキンソン病と診断

ヤールの重症度分類[▶図4-1]：ステージ4

治療：薬物療法　ドプス、サーシオン、メネシット、テトラミド、アーテン、ナウゼリン、パーロデル、シンメトレル、トリブタノール

療法開始：1995年8月

目的――歩行運動機能改善

実施方法――介助者と向かい合って、手をつなぎトランポリンの上下運動を行い、その後歩行練習実施。家では手すりにぶら下がるため、壁に固定した金具ごと手すりがはずれた。それまで転倒することが多く骨折したり、顔面を打撲したりと生傷が絶えなかった。

曲目——ピアノとサックスによるスウィングジャズ『ティー・フォー・トゥー』が演奏されると気持よく跳ぶ。前後・左右の重心移動練習をトランポリンの上で行う。バランスが取れてしっかり跳べるようになるのに約10分かかるがあまり疲れたようすは見られない。

その後、床に降ろして『ティー・フォー・トゥー』をルンバ調に変えて速度を変化させても、しっかりした足取りで足を踏み出せる。コーナーを曲がることも、傾いたりころんだりすることもなくできる。曲のテンポを遅くしたり速くしたり変化させ、最後には駆け足ができるようになった。

エピソード——この元先生は茶道の師範でもおられ、教え子さんと音楽運動療法に来られたさい、療法スタッフや居合わせた患者さんのためにお茶を立ててくださった。本当においしく頂戴した思い出がある。リラクゼーションでは童謡を歌われることが多かった。

ご主人は家での介護に疲れ、奥さんを施設に入れることにした。当然、療法の場所に送り迎えする人の手配が困難になる。その結果、

▶図4-1——パーキンソン病 ヤールの重症度分類

段階	症状
ステージ[1]	症状が片方の手足のみの状態で日常生活への影響は、まだきわめて軽微。
ステージ[2]	症状が両方の手足にみられるが、まだ障害は軽く、日常生活は多少の不自由はあっても従来どおり可能であり、歩行障害はないかあっても軽微である。
ステージ[3]	症状が両方の手足にみられ、典型的な前屈姿勢、小刻み歩行がみられる。日常生活は自立しているが、職種の変更などかなりの制約をうけている。
ステージ[4]	両方の手足に強い症状があり、歩行は自力では不可能であるが、支えてもらえば可能である。日常生活でもかなりの介助を要する。
ステージ[5]	ベッドまたは車椅子の生活で、ほとんど寝たきり。全面的介助を要する。

足が遠のき寝たきり状態になって最近亡くなられた。

Case ❷ 若年性パーキンソン病の男性患者(50歳　2009年現在継続中)

発症：1992年7月　ヤールの重症度分類：ステージ3(1997年8月)
治療：薬物療法 L-ドーパ、カバサール、アキネトン、シンメトレル、エフピー、グラマリール
症状：姿勢障害、歩行障害、筋固縮
目的──ジスキネジア(L-ドーパの長期投与にともなう副作用、異常運動症)の緩和
療法プログラム──1997年8月開始
1997年8月より　月2回、1回30分
トランポリン(立位)10-15分／リラクゼーション10分／ボール投げなどの運動5分／頸椎の痛みのため、メガボールを導入
2003年10月より　月2-3回、1回30分
メガボール15分／トランポリン(頸椎の痛みとメガボールによるふらつきのため座位)5分／リラクゼーション10分
結果──トランポリンを使用したプログラムでは歩行、ボール投げ、自転車走行などの運動機能が改善。
メガボールを使用したプログラムではジスキネジア(運動障害)が緩和。パーキンソン病患者さんの症状に合わせてトランポリンとメガボールを使い分けることが重要と思われた。
エピソード──自転車に乗れることから買い物に出かけるようになったが、ある時、転倒して大腿骨骨折。半年ほどの空白があいたものの、その後復帰して、現在も月に3回のペースで療法を受けている。年末に恒例の演奏会を療法場所で開催しているが、電子キーボードでジャズの演奏をされたことがあった。歌も上手に歌われるので時々、ピアノの伴奏で歌謡曲も歌っていただいたことがある。この方の音楽運動療法に対する感想はとても参考になり、療法の効果や実施方法の開発に役立たせてもらっている。彼は現在行政書士で、社会労務士の資格獲得に向けて勉強をしている。

Case ❸ H・Iさん（58歳　男性、自動車・内装業）

診断：パーキンソン病　ヤールの重症度分類：ステージ3

病歴：1993年1月ごろ発症　95年病状悪化入院

主訴：歩行障害、精神症状、筋固縮

治療：薬物療法　ドプス、メネシット、テトラミド、アーテン、パーロデル、シンメトレル

療法開始：1995年8月（加療2年経過）

目的──歩行運動機能改善、精神症状緩和

療法プログラム──トランポリンの上下運動を行う。ボール投げをする。歩行練習、縄跳びによる身体制御。

曲目──トランポリンの上下運動に合わせてスウィングジャズの音楽演奏を実施。ボール投げには『イッツ・オンリー・ペーパームーン』、歩行には『鉄腕アトム』。

結果──6週間後、縄跳びを試み20回跳べるようになった。

エピソード──この患者さんの好きな曲は、昔見た映画の主題歌『第三の男』で、その音楽を聴かせながら筋肉のこわばりを緩和するためにマッサージを行った。何年も跳ぶことができなかった縄跳びができたときの驚きと献身的な奥さんや子供さんたちの流した涙は今も忘れない。家族の協力で張り合いのある日々を過ごすことができた例かもしれない。

Case ❹ Y・Oさん（72歳　女性）

診断：パーキンソン病　ヤールの重症度分類：ステージ5

主訴：手指の振戦、仮面様顔貌、前傾姿勢

病歴：1987年1月ごろ発症、1992年2月ごろ振戦増悪

日常生活：全介助

治療：薬物療法　L-ドーパ、カバサール、アキネトン、シンメトレル、エフピー、グラマリール

症状：姿勢障害、歩行障害、筋固縮

目的──歩行改善、仮面様顔貌軽減、振戦コントロール

療法プログラム──トランポリンを使用したプログラムで仮面様顔貌改善、自立歩行改善、ビーチボール投げ、リボンを回しながらの歩行。

結果──不満や不安の吐露が減り、歩行などの運動機能が改善し、仮面様顔貌が軽減した。

エピソード──音に敏感な方でどんなに小さい声で話していても聴こえるらしく、音楽も大きな音でうるさいと耳栓をして毎回療法に臨む。入院生活が長引き、まわりの音や話し声に注意が行くのか、自分の身体を制御できない振戦のためか、つねに不安で不満が顔にあふれていた。あるとき、病院に花を持って見舞ったもののリハビリ中とかで会えずにバラを1本だけベッドに置いて帰った。

その翌週の療法に来たときの顔の表情はまったく違っており、いつもの仮面様顔貌ではなく、こぼれんばかりの笑顔で、お礼を言われた。また、病院でのリハビリを見学に行ったさい、手すりにつかまったまま、何もしたくないと突っ立っていたので、手を引いて病室まで歩いて戻ったところ、同室の患者さんたちが口を揃えて「おばあちゃん歩けるの！」と驚かれた。今まで車いすで移動する姿しか見かけなかったためだが、音楽運動療法で歩いていたので私には何も不思議ではなかった。

私が他の方と話しているあいだ、Case ❸のH・Iさんと一緒にお手玉や小さなボールを左右の手で上に放っては空中でつかむ遊びをしていたことがあった。かつて子供のころにやった遊びをしている姿はいきいきとしていた。療法を受けた後の意欲のあらわれが、このような行動に結びつくのだと実感した。

4-11●医療機関における展開の条件と問題

❶ 治療を目的として実施する音楽運動療法でなければ評価されない。
❷ 従来の概念を超えて、心はもちろん、身体と脳のリハビリテーションとして捉える必要がある。
❸ 障害者の脳機能の回復と改善を可能にした実績を示さなければならない。
❹ 効果が期待できる植物状態や神経疾患のパーキンソン病、失語症など、高次機能障害の改善例を多く示せば社会的認知が高まる。

今後の課題――音楽運動療法を社会的に認知・評価してもらうためには多くの人びとの協力と努力が必要である。今、何よりも重要なことは科学的な証明をいかに行い、可能な限り医者や研究者の協力を仰ぎつつ、ひとりひとりの生命に直結した音楽の力を人びとに知らせるよう活動することである。

★01――大江千廣「PETによる高次脳機能」『分子神経科学の先端 分子から病態』岡田善雄監修、遠山正彌編、原生社 1995。
★02――有田秀穂「神経生理から見た意識とは」第18回日本意識障害学会特別講演（2009年7月24日）。

【第5章】
がん患者さんのための音楽療法と音楽運動療法

日本人のほぼ3人に1人が、がんで亡くなると言われている昨今、がん患者さんの緩和ケアとしての音楽療法が注目されている。音楽によるがん治療の可能性を探るため、私もがん専門病院と協力し、がん患者さんの音楽療法を行ったことがある。本当はトランポリンを使った音楽運動療法を実施したかったが、病院の医師や看護師の同意と協力が得られず、がん患者の方たちを集めて音楽を聴かせる受動的集団音楽療法であった。

療法体験者の感想を分析すると興味深いことがわかった。例えば、音楽を聴いていると、「憂うつな気分が晴れ、やすらぎを感じ、痛みも忘れる」とか、今まで特別好きな曲でなくても皆と一緒に聴くうちに、「だんだん好きになってきた」、「新しい曲を聴きたくなった」、「皆といると楽しい」というポジティブな反応が多かった。このように新しい音楽との出会いは音楽の幅が広がるだけでなく新しい人びととの出会いと共有空間を形成する。

"La musique, un art qui reunit l'emotion et la pense"
(音楽は感情と思想を結ぶ芸術である)——Yehudi Menuhin

このユーディ・メニューヒンの言葉ほど音楽家の存在を端的に表現したものはないと思う。人の情感と考えを表出できるものは音楽であり、それを伝えるため、人は音楽をこの世に創り出した。
とくに生死を分かつ状態にある患者さんには、人間の情動の深部にはたらきかける音楽と運動の作用は、勇気づけや励ましともなり、苦痛をやわらげ心地よさをもたらす可能性が大いにある。

5-1 ● 音楽療法の進め方

がん患者さんにとってまず大切なことは、闘病意欲が高められ、治療が順調に進むことである。その上で楽しく過ごせる音楽療法に出会えることは、心と身体の健康に向けてのエネルギー源になる。
音楽療法は決して強制的に聴かせるような雰囲気であってはならない。個々の好みを聴いたうえで療法を展開することが望ましい。
集団の場合は、ジャンルごとに鑑賞グループに分けてもよいが、特別な拒否反応がない限りグループ分けは必要ない。一緒に聴いているうちにその音楽が好きになる場合もあり、新たに好きな音楽を発見するからでもある。また集団で音楽を聴いた体験により対人関係がよくなり、お互いの信頼関係も生まれてくる場合もある。人との交流が共感を育み、孤立感を解消して同じ病に対する闘病意欲を高めることにもつながる。さらに気持も晴れ、ストレスも軽減される。
録音物ではだめとは言わないが、できるだけ生演奏による空間と時間を共有する環境での聴取をすすめる。音楽による直接的な身体へのメッセージが、生命力を高めてゆくと考えるからである。

5-2 ● 言語と楽器演奏による癒し

人は言葉によるコミュニケーションを絶対と信じる傾向がある。しかし、言葉では身体と心が納得しない場合がある。言葉は、良くも悪くも人と人とのつながりや社会的制約・習慣によって築かれており、言語による過剰な意識行動は心身にストレスを与える。

「心身の癒し」のためには、言葉による知的理解のレベルより深い情動・情感レベルにはたらきかける音楽の効果が期待される。

不治の病に冒されれば、誰の顔も見たくない状態がある。しかし、音楽を聴くことで自分を顧みる時間がもたらされ、心に余裕とやすらぎが生まれる。音楽は生きていることのすばらしさを共有するもっとも優れたメディアかもしれない。

とくに好きな音楽が自分のために演奏され、まわりを取り巻く人びとが自分を中心に動いている風景を見ると、患者さんは感銘を受ける。皆が自分のために気を遣い、快適であるように手をつくしてくれる。自分ひとりが中心となるセッションの楽しさは、病床では実感しにくいため格別気分の良いものである。気分の良い状態がつづけば、人とのコミュニケーションも自然に活発になり、患者さんの自然治癒力を高めることになるはずである。時に、入院患者さんの病室に行って目の前で好きな音楽を演奏してあげればどれほど喜ぶことか。

人は言葉に対して無意識にアレルギーを感じているのかもしれない。実際、私が演奏した曲のリズムによって舌がん患者さんの舌の疼きや痙攣がなくなり、「舌のことを忘れさせてくれた」と感謝されたことがある。それで私の演奏したCD録音を渡し、同じ曲を家で聴いてもらったところ、「音楽療法を受けているときと同じく、痙攣や痛みが取れた」と報告してくださった。

この痛みを緩和するメカニズムについてと免疫細胞の活性化については後で述べる。

5-3 ● 選曲のポイント

がん患者さんには、「明るく」、「リズミカル」で「緩急の変化」があり、「躍動感」や先に進んでゆく「希望に満ちた」感じのする曲が適している。もちろん青春時代の曲など、楽しい思い出につながる曲もよい。現実を忘れさせるものが心を癒すようである。

曲想は、人に媚びる感じやわざとらしい曲よりも、演奏者が必死で音楽に取り組み演奏するタイプの曲が適している。がん患者さんはひたむきな演奏者を歓迎する。「慰めはいらない」、「誤魔化しも受け入れたくない」と思うがん患者さんは、本心をさらけ出しているものに共感する傾向があるからである。

ジャンルはクラシックに限らず、日本の歌謡曲やニューミュージックも悪くはない。谷村新司の『いい日旅立ち』や財津和夫の『心の旅』、『サボテンの花』など、未来に希望をもって生きていく意志や気持が込められた曲は、現実から逃れられる感じがある。また、共に生きようというメッセージもさりげなく入っているため、世界の共有感もある。

ただし歌の場合、歌詞の意味を自分に引きつけて深刻に解釈してしまう患者さんもいるので注意する必要がある。メロディの流れや印象を強調する楽器演奏なら、その問題は生じない。

また反復されるメロディは、「なぜ、私がんになったの」、「誰も助けてくれないの」といったがん患者さんにありがちな嘆きのくり返しを想起させる場合もある。反対に、ある人には現実を直視し、確認させて闘病意欲を高める曲にもなる。

例えば『センチメンタル・ジャーニー』は、いつまでも現実の世界から抜け出せない感じにさせる反面、演奏の仕方によってはその状態から脱し、今の自分を変えてやるといった思いを高める力にもなる。反復するリズムと旋律も単調でハーモニーも音の流れも暗いため、気分が重くなるが、その反面、現実を見据える力にもなる。その意

味で両刃の剣になる曲である。

『テンダリー』は、ハーモニーの変化が気分を不安定にする。ためらいや後悔に混じり、希望がみえるが一瞬に雰囲気が変わる。このように長調の曲でも、しばらくするとすぐ短調のフレーズに変わる曲は人生のはかなさも感じさせるため、落ち込んでしまう場合がある。しかし、その気分の移り変わりこそ自分にふさわしいと感じる患者さんにとっては決して悪い曲とは言えない。

また傾向として、説得や、押し付けの感じがする曲は嫌われる。例えば、『モナリザ』などは、「作りものの慰めはやめてもらいたい、もういい、もう聞きたくない」という気分にさせるようだ。メロディに人を懐柔しようとする意図が感じられるようで、「貴方の意図で操られたくない、放っておいて欲しい」という拒否感を抱かせるのかもしれない。

とは言え、大好きな人が自分に歌ってくれた場合は、やすらぎを与えてくれる音楽に変貌する。

どのような音楽でも強い意志をもつ患者さんにとっては、「がんを戦い抜くぞ」とエネルギーを得る音楽に変貌するのが不思議である。

5-4 ● クラシックとポピュラー

ベートーベンのソナタのように和音やリズムの反復の多い曲や、シューマンのくり返される旋律はあまり好まれない傾向がある。これらの音楽に共通しているのは、強引にある方向へ導いたり、意図的に操作したりする感じがあるからである。

バッハの音楽は、メロディ進行やハーモニーが音響学的にみて論理的で美しく、また巧みに構築され完成度が高い。なかでも『G線上のアリア』などは、がん患者さんに受け入れられやすい。ゆったりとしていて静かに別の世界に連れて行ってくれるようで、ある種の逃避願望を満たしてくれる。現状から脱したい、やさしさに包まれ

たいという思いを受け止め、リラックスさせてくれる。

また、モーツァルトの音楽も好まれる。中性的で、強引さや軟弱さがなく、音の響きに子供が初めて音の組み合わせを発見した喜びが含まれている。その無邪気さが敵愾心を生まず、やわらかで素直な気持にさせるのだろう。もちろん、音響学的にも自然倍音の響きにしたがって進行する和声と旋律、軽快なリズムに遊び心にみちた精神性があるため、心身のストレスを取り払ってくれる。

またショパンの『幻想即興曲』のような、速く駆け回るような旋律と中間部のゆったりとしたフレーズの交錯する緩急の変化に富んだ曲は、患者さんの心理状態を高揚させ、病気の煩わしさや不安を忘れさせてくれる。

この種の劇的変化は、同じくショパンのワルツやマズルカにもある。サティの『ジュ・トゥ・ヴ』も良い雰囲気をもっており、シューベルトの即興曲や『楽興の時』も自然に音楽世界に誘ってくれる。

この傾向の曲はポピュラーの中にもある。例えば、スタンダードナンバーの『スターダスト』、『A列車で行こう』、『茶色の小瓶』、『慕情』、『ホワイト・クリスマス』、ミュージカルの『キャッツ』などが挙げられる。しかし、これらの曲が好まれるか否かは、患者さん個人の体験により変わる。それが人と音楽の関係の特徴であるからだ。

5-5 ● ホスピス病棟での音楽療法

ホスピスにおける音楽療法は、進め方と選曲に特別の配慮が必要である。楽器は、ハープやギターなどの撥弦楽器やピアノ、チェンバロといった、徐々に消えてゆく減衰形の音が好ましい。自然な音のひびきが気持を安定させるからである。

一方、ヴァイオリンやフルート、トランペットなどの管楽器はあまり適しているとは言えない。音が高くキーキー鳴るものや大きな音、持続する音は、生理的緊張をもたらすためである。

打楽器や金属音は刺激が強く、自律神経系の交感神経を高め、興奮をもたらし落ち着きを与えない。

あくまでも精神的にやすらぎを感じさせるひびきや音色、音質が望ましい。とはいえ、太鼓がもっとも好きだという患者さんには強いビートが生きるエネルギーになることもある。また、同じ楽器でも演奏の仕方によって変わるため、要は演奏家の質によるともいえる。本当に不思議なのが音楽である。

以下、ホスピスにおける選曲演奏に関して重要な点を記述する。

❶ 個別に患者さんの好みと性格を配慮して演奏する個人療法である。
❷ 人生が喜びに満ちたものであったと感じられる音楽選択と演奏。
❸ 患者さんの気持にあった歌や歌詞を選び、言葉の力も活用し進める。
❹ 周囲に温かく受け入れられ、やすらぎを実感できる音楽。
❺ 思い出を傾聴し、ベッドサイドでギターや小型ハープなどの演奏または伴奏で歌う回顧療法的アプローチ。モーツァルト、バッハなどの宗教曲もよい。
❻ 闘病意識を煽るのではなく、病を受容する気持になる音楽を選ぶ。

5-6● 音楽療法を実施するさいのアプローチ

音楽療法に用いる音楽を選択するさい、もっとも重要なのは患者さんの育った地域性や教育環境と個性を考慮することである。クラッシックがいちばんだとか、モーツァルト以外は聴かせないといった、偏狭で一面的な見解をもたないことである。

ある患者さんにとって効果があることが、別の人には悪い結果をもたらす場合もある。好きな曲を調べ、さまざまな演奏を聴き比べてもらう機会を設けて、本人の意見を聞くことが大切である。まずは好きか嫌いかを目安に選ぶことが基本である。

音楽家は専門家として独自の技術と心構えをもたねばならない。患者さんの回復に向けて、気力や意欲を引出し、闘病と治療を支援するためには、それぞれの病状に合わせ、患者さんの性格を考慮しつつ実施しなければならない。患者さんの好みはもちろんのこと、個性に合わせて演奏方法を変えられるほどの能力が必要である。

以下に、患者さんへの関わり方の基本的姿勢を示す。

❶ 患者さんの母親になった気持で演奏する(包容力とやさしさ)。
❷ 患者さんが何に興味をもっているかを知る(希望や夢の確認)。
❸ 患者さんが何に囚われているのかを知る(世界観を知る)。
❹ 患者さんのいちばん大事なもの・嫌いなものは何か(価値観を知る)。
❺ 患者さんは今、何を望んでいるのか(可能な範囲での実現協力)。
❻ 患者さんの心理や心身の状態をよむ(言葉では伝えられない感情)。
❼ 患者さんは演奏者をどのように観ているかを知る(一体感を得る)。
❽ 患者さんの態度や変化をよみとる(療法による心の変化を観察)。
❾ 患者さんの痛みを共有する努力を惜しまない(同情ではなく共感)。
❿ 患者さんと音楽家の共有世界を築く(信頼関係が治療のエネルギー)。

5-7 ● がん患者さんのための音楽療法の有効性検証

場所――関東にあるがんセンター

実施方法――ピアニストとともに十数回音楽療法を実施。曲目はクラシックとポピュラーに加え、歌謡曲や演歌など。曲目に応じてピアノ奏者を変え療法を実施。

対象患者――主治医の呼びかけに応じインフォームドコンセントが得られた外来のがん患者さん10名。

検査方法――療法前と療法実施後の血液中のNK(ナチュラルキラー)細胞の活性値を2か月に1回測定。合わせてQOL(生活の質)と不安状態を短期的不安状況の調査方式STAI-I[01]により検査。がんセンターの

医師、看護師、検査医師らの協力により、音楽聴取が患者さんの心身にどのような変化を与え、日常生活にどのような影響をもたらすかを観察した。

結果――被験者のひとりは緊急入院したため解析できなかったが、残りの9人の解析はできた。乳がん3人、乳がんプラス白血病1人、舌がん2人、喉頭がん1人、咽頭がん・リンパ腫1人、直腸がん1人で、性別は男3人、女6人となった。患者さんの血液中のNK細胞の活性値の変化だけでみると正常値を15から40とした場合、高い人は低くなる傾向があった[▶図5-1]。これは何を意味するかについては意見がわかれた。

❶ すべての患者さんの数値が改善しているわけではないため効果がない(放射線医師の発言)。
❷ 各々の病態が違うため当然、同じ傾向はみられない(検査医師)。
❸ 免疫活性剤の影響があるため、データそのものが信用できない(薬物療法の医師)。

これらの意見は当然である。人間の身体はそれほど単純にできているわけではなく、さまざまな要素が複雑に絡み合って反応しているため、この数値を解釈するだけではわからない。

考察❶――音楽により身体全体のバランス調整がなされ、自然治癒力を高めたものと、私は解釈する。例えば、音楽療法中、喉の痛みや痙攣がなくなり、家で同じCDを聴いても痛みや痙攣が消えたとの報告があった。

心理面では、患者さんどうしの仲がよくなり、音楽療法を通じて交流が深まった、人と会うのが嫌でなくなった、との意見があった。QOL検査では、「身体の快不快」と「生活状況」の指標は下がっているものの、「人間関係」や「心理状態」は上がり良くなっているのがわかった。病状は深刻でも、音楽療法がQOL低下を防ぎ現状維持に

有効であることの一例を示している。

考察❷──進行性のがん患者さんの治療効果を調べるマーカーとして、NK細胞の活性値にはまだまだ問題がある。この数値は、人による日常変動が大きいため、参考にするのが難しい。
NK細胞の活性値だけでなく、さらに確実な免疫活性をみる変動値の少ないマーカーを利用する必要がある。
この考えを発展させるには、医学関係者との意見交換の場所を設けて自律神経系にはたらく内分泌ホルモンなどの検査システムを確実にし、再度、研究を進めなければならない。

考察❸──がん患者さんのQOL向上に向けた音楽運動療法の開発には大きく分けて2つの問題が発見できた。
ひとつはがん患者さんの病態がさまざまなうえに進行性のがんや治療方法と状態によって、運動が不可能な場合があり、音楽運動療法を体験できなかったこと。
もうひとつは、現在治療中の医師が絶対的力と拘束力をもつため、他者の介入や療法の併用が許されない。患者さんにとっては治してもらうことが最大の希望であるため、医師がすすめなければ音楽運動療法はもちろん音楽療法も受けにくい。音楽療法を受けたいと思っても医師にバレたらまずいから参加できないと答えた患者さんが少なからずいた。
医師は治療方針を変えたがらず、「自分の患者」を他人に取られたくないという心理もはたらく。このような状態では音楽療法は治療としては行えず、緩和ケアのみにしか活用できない。

考察❹──がん患者さんの音楽療法がいかなる根拠のもとに展開されるのか、音楽の関わりによっていかなる変化が生まれるのか、何が期待できるのか考えなければならない。とくにインフォームされた複数の患者さんに対する音楽療法は、相互理解や励ましによって集団力動的にがんと闘う意思やエネルギーが生み出されスムーズに展開できる。一方、インフォームされていない患者さんの場合、なぜ人が集まって一緒に音楽を聞くのだろうとか、この人たちはどこ

▶図5-1──がん患者の音楽療法によるNK活性変化
療法前にNK細胞活性の数値が高かった患者さんは低くなり、正常値15から40の範囲に変化した傾向がうかがえる（標的細胞K562）。

◎免疫活性剤服用者　OK342、十全大補湯

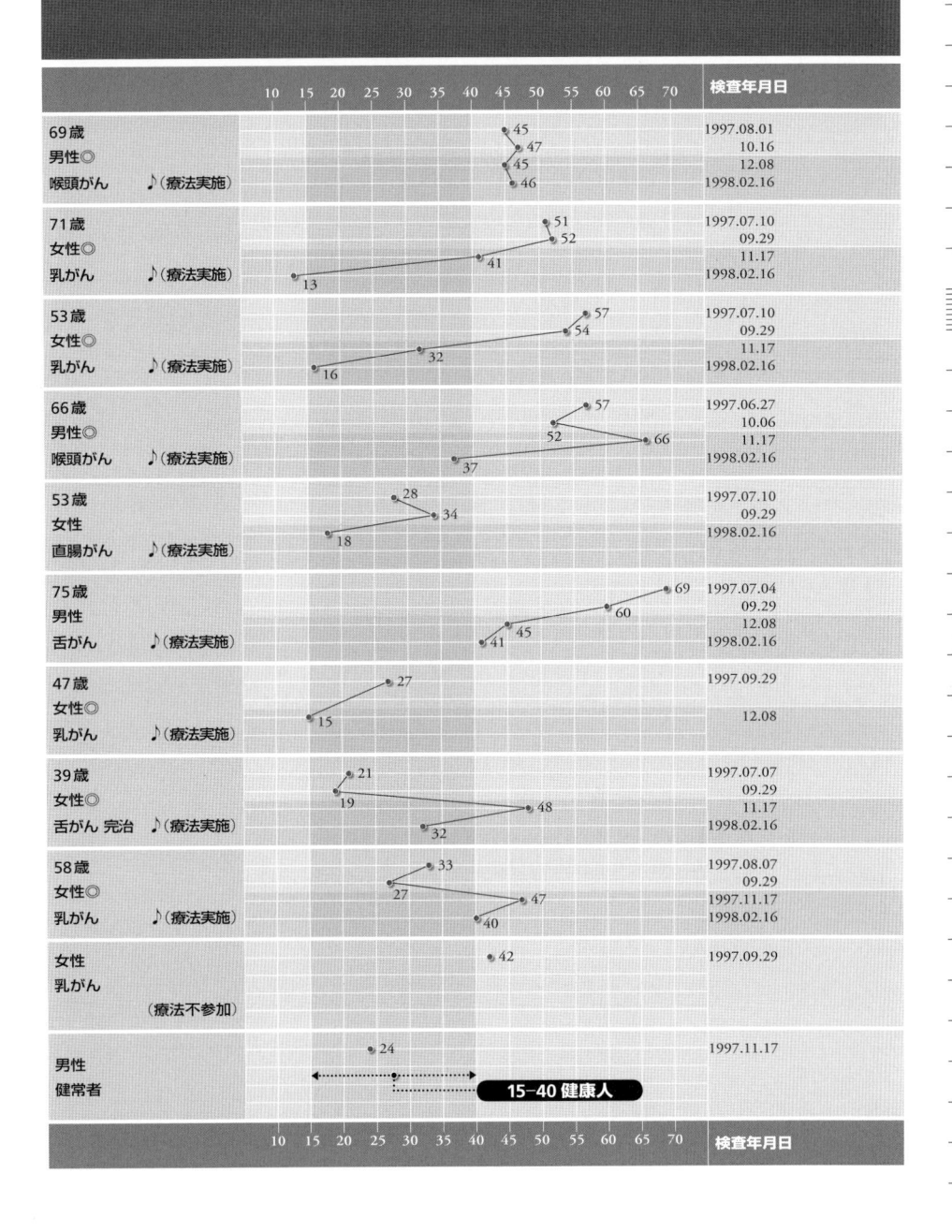

	10 15 20 25 30 35 40 45 50 55 60 65 70	検査年月日
69歳 男性◎ 喉頭がん　♪（療法実施）	・45　　47　　45　　46	1997.08.01 10.16 12.08 1998.02.16
71歳 女性◎ 乳がん　♪（療法実施）	13　　　　　　　　41　51　52	1997.07.10 09.29 11.17 1998.02.16
53歳 女性◎ 乳がん　♪（療法実施）	16　　　32　　　　57　54	1997.07.10 09.29 11.17 1998.02.16
66歳 男性◎ 喉頭がん　♪（療法実施）	37　　52　57　　　66	1997.06.27 10.06 11.17 1998.02.16
53歳 女性 直腸がん　♪（療法実施）	18　28　34	1997.07.10 09.29 1998.02.16
75歳 男性◎ 舌がん　♪（療法実施）	41　45　　60　69	1997.07.04 09.29 12.08 1998.02.16
47歳 女性◎ 乳がん　♪（療法実施）	15　　　27	1997.09.29 12.08
39歳 女性◎ 舌がん 完治　♪（療法実施）	19　21　　32　　48	1997.07.07 09.29 11.17 1998.02.16
58歳 女性◎ 乳がん　♪（療法実施）	27　33　40　47	1997.08.07 09.29 1997.11.17 1998.02.16
女性 乳がん　　（療法不参加）	42	1997.09.29
男性 健常者	24　　　15-40 健康人	1997.11.17
	10 15 20 25 30 35 40 45 50 55 60 65 70	検査年月日

が悪いのだろうかといった疑問や不安が生じ、すなおに音楽に反応できずとまどいが見られた。

音楽療法は、病気に向き合おうとする患者さんとの緊密な関係がなければ展開できず、効果も望めない。音楽療法は闘病であれ、緩和ケアを目的とするものであれ、がん患者さんのQOL向上のためには、インフォームされた人を対象にすることが必須条件である。

考察❺──音楽の選曲は個人差があるため、ポピュラーから演歌、クラシックからジャズまで、もちろん童謡や唱歌などさまざまな音楽の演奏を行う必要があり、それらすべてを弾き分けるのは簡単ではない。しかしスタッフは得意な音楽や曲だけでなく、不得意と思われたものでも1年弾き続けると、カラオケから西洋音楽、ポップスまで自由に弾けるようになった。各地で行った療法の経験からも、患者さんの好みや要望に応えつつ、さまざまな思い出や人生の貴重な出来事を一緒に追体験する機会として、音楽を活用することが有意義であることが実感できた。

結論──理想的なのは治すための療法であるが、それがかなわなくとも、今、与えられた限られた時間を大切な人と共に過ごし、語り合い、感じ合う喜びの体験が何よりも大切であることが感じ取れた。

5-8 ● 末期がん患者さんへの音楽運動療法
（東大阪市石切生喜病院）

Case ❶ S・Tさん（63歳　女性）

症状──末期肝臓がんによる腹水による浮腫。精神的な不安と不満あり。家庭的には不和で家に帰ることを本人も家族も望まず、何もかも不満で病院に居ることを選ぶものの、看護師との間も決して良くなかった。

目的──疼痛緩和および精神的安定

療法実施──2か月間、毎週1回30分トランポリンの上下運動に合

わせたピアノ演奏による療法。

導入：美空ひばりの曲を中心に聴かせた。

展開：ⓐ 演歌のほか、ショパンやシューベルトの曲を聴かせる。
　　　　ⓑ 世間話をしながら膨らんだ足のマッサージを行う。
　　　　ⓒ 身体全体のマッサージを行いつつ音楽運動療法を実施。

経過：ⓐ 音楽運動療法の時、自分の状態とまわりの家族との不和のすべてを忘れて気持が落ちつくと言う。
　　　　ⓑ 音楽運動療法を受けてからは人あたりが良くなる。
　　　　ⓒ 医療スタッフへ感謝の言葉が出るようになった。
　　　　ⓓ 今まで触らせなかった足を「足がむくみ重いのよね」と言いつつ「マッサージが気持いい」と足を他人に委ねるようになった。
　　　　ⓔ 音楽を聴いた後、「ありがとうございました、気持が良くなりました」と礼を言った。

結果——音楽運動療法を通じて、家族から見放され不平と不満だらけの日々の生活が変化し、まわりの人に感謝の念が芽生え、他人である療法のスタッフに儀礼でもなく、お世辞でもないすなおな言葉を発した。

この患者さんは予定した最後の療法を終えて、あくる週亡くなった。まわりの人に感謝しながら。

考察——家族でもない人びとがトランポリンの真ん中にいる自分を取り囲み協力して音楽を演奏し、マッサージをしてくれる。この関わりを通して、今の自分を顧みる契機となったのかもしれない。

結論——緩和ケアのポイントは近く人をいかに人間的に送り出すかにあり、患者さん本人が幸福で満ち足りた気持で死を受け入れられる状態になれるかにある。がん患者さんのQOL向上の大きな要因が、痛みからの解放、人への信頼や感謝の念の回復、心の安寧などであるとすれば、この音楽運動療法はその目的を果たしたと言えよう。

Case ❷ H・Kさん（76歳　男性、現在療法を継続中）
症状──悪性の肺がん、脳梗塞、糖尿病、パーキンソン病症候群による歩行困難（筋固縮）、無表情
目的──歩行改善、精神安定
療法実施──1か月2回30分のセッションを行う。
導入：リラクゼーションとしてのメガボール運動と音楽鑑賞
展開：ⓐ トランポリン上での座位・立位姿勢による上下運動刺激
　　　ⓑ 横になっての音楽鑑賞
　　　ⓒ 床での歩行
結果──徐々にひとりで杖を持って歩けるようになり、顔の表情が出てきて、療法の後、気持が良くなると妻に告げる。

5-9●将来への展望

現在のターミナルケア（末期医療）では、音楽に合わせて指一本動かしてみることはできないのだろうか。痛みがひどくて音楽を聴くことしかできない患者さんであっても、ただ音楽に合わせてまばたきするだけでも身体が活性化し、それが、心を癒すことにはならないのだろうか。

痛みを押さえるにはモルヒネしかないだろうか。音楽に合わせてトランポリンに乗りゆられることは、母親の胸に抱かれた子供のように、とても心地よいのではないか。

より良く生きるためのQOLを考えるならば、もっと患者さんの身になってケア（介護）やキュア（治療）を検討すべきだと思う。

私は末期療法と言う言葉は嫌いであるし、緩和ケアという言葉も好きではない。私は死ぬまでは、生きてゆこうとはたらきかける積極的な音楽運動療法を実践したい。さもなければ痛みを感じる前に安楽死させることがいちばん幸福なのではないかという議論になってしまうからだ。

音楽運動療法は人を生かすもの。死ぬ一瞬にでも命のあることを喜び合える人と時を過ごす。そうした音楽運動療法を志したい。

医師にも看護師にも家族にも音楽家にも、そのことを肝に銘じて関わっていただきたい。死を待つ人に対し、決して哀れみの感情で接してはならない。

今を生きていることを確認し合う関係の中にこそ、生きた喜びに包まれて一生を終えることができるのだから。

人生の終焉はすべての人に訪れるわけだから、これは他人事ではない。明日の医療を実現するためにも、音楽療法は決して安楽死への葬送行進曲であってはならない。

5-10 ● 身体運動と生きがい

最近サイコオンコロジーと呼ばれる精神神経免疫学の分野の出現によって、がんの自然治癒力を研究する動きがあり、患者さんをとりまく家族や医療者とのコミュニケーションの良否と他の療法との連動が、患者さんの免疫力に大きく影響を与えることがわかってきた。がん患者さんの登山など、ポジティブに生きがいを求めて活動することが免疫力を高め、がんの再発を予防する。がんと闘わないと主張する医者もあらわれるなか、患者さんにとって最良の精神的支援と免疫力向上をもたらすため、音楽と運動の与える生理的活性変化について、旧来にも増した科学的研究が必要である。

老化によりがんの発症率が高くなるのは、免疫系をになうNK細胞が歳とともに活性が低下するからである。NK細胞の活性を高めればがんになりにくくなると推測できる。

がん患者さんに対する人の対応により、がん細胞が増殖したり消失したりすることを明らかにした研究がある。例えば、手術の予後が不良で、治る望みのない乳がんや悪性リンパ腫の患者さんにおいて、カウンセラーが介入した群としなかった群との比較では、介入した

群の予後がよく、NK細胞活性が上昇し、心理状態もよかった。[02]
うつ状態や不安状態が続くと免疫低下の原因になることが指摘されている。また、がん患者さんの活動と意識のもちようにより自然治癒力が高められ、がん細胞が小さくなるケースも報告されてきた。そうした例は、精神腫瘍学や神経免疫学の分野で臨床報告が重ねられつつある。

米国で広く受け入れられているサイモントン療法はイメージ療法の一種であり、病に打ち勝つ意志を絵画に描き写し、それを見て攻撃する行動心理療法である。

また、精神科医や臨床心理士によるカウンセリングなどの介入による緩和ケアはがん患者さんの不安をやわらげ、日常の生活をエンジョイする方向づけを行うことでがんの進行を遅らせ予後をよくする。がんとの共生という考えも広まり、医者にすべてをまかすのではなく、森の散策、登山、趣味の園芸、ヨガ、太極拳、気功術、農業など、積極的に身体を動かすことに関心が寄せられている。これは目的をもった生きがい療法である。

以上の時代潮流も参照しながら、音楽運動療法を実践することで患者さんの生命力と自然治癒力を高める工夫を重ねることが必要であろう。

5-11 ● 音楽による睡眠と疼痛緩和

音楽は主に記憶や情動をつかさどる大脳辺縁系にはたらきかけて身体をコントロールする。音楽が言葉とは違った作用で病を改善するのは、知性よりも感性にはたらきかける面が大きいからである。
カウンセリングや話し合いで癒されない時や言葉で慰めても効果があがらない時、音楽を流すだけで患者さんの気持に変化を与え、悩みやこだわりを忘れるといった効果をもたらすことがある。
さらに睡眠を誘う音楽の作用には痛みを緩和するはたらきがある。

一定の音刺激が視床部を中心としてDSIP（デルタ睡眠誘発ペプチド）を産生させ、同時に内因性オピオイドの抗ストレス作用により内界・外界の刺激が抑制される。その結果、痛みを緩和しつつ睡眠を誘発する。

5-12 ● 痛みについて

国際疼痛学会（International Association for the Study of Pain: IASP）は痛みを「感覚・情動体験による組織の実質的もしくは潜在的な障害」と定義している。つまり痛みは「感覚」という生理的要因に加え、「情動」という心理的要因が深く関わっている。

神経系や組織の炎症や病変がもたらす痛みの「感覚」については、動物実験による生理学・生化学的研究によって解明されてきた。

一方、ヒトの「情動」のもたらす痛みは、大脳辺縁系から高次中枢まで関わる不快感、不安、苦しみ、悲しみ、恐怖感、怒りなどに由来するもので、「感覚」としての痛みをともなう。

とくに大きなショックを受けたことによる心因性の痛みは、生理と心理が複雑にからみ合っているため、簡単に説明ができない。心的外傷後ストレス障害（post-traumatic stress disorder : PTSD）などは、強烈な情動体験がもたらした大脳辺縁系の異変が原因である。とくに好き嫌いの判断と覚醒・学習・逃避行動など、身の安全を確保するために機能する扁桃体や青斑核に何らかの障害が生じると、心理や行動に異常があらわれる。

反対に、この領域への心地よい刺激は鎮痛作用があり、精神に安定をもたらす。「心」と「身体」、すなわち「情動」と「感覚」の連動によって生じる痛みのメカニズムを解明する鍵はここにあると考える。

復員兵のPTSDに顕著なように、過剰な警戒心を抱かせる環境や、四六時中誰かの指示下に身を置かねばならない状況は、とてつもないストレスがもたらされる。ある研究によるとPTSDに苦しむベト

ナム復員兵の脳内には、PTSDのない復員兵と比較してカテコールアミンα2受容体が40パーセントも少ないことがわかった[03]。

痛みはどのようなものか、心の痛みはどこに起因するのかを知ることは痛みのコントロールの基本となる。

5-13 ● 音楽運動療法による がん治療の理論的背景

身体に伝わる運動刺激と音楽刺激は、脳幹と視床の網様体を経由して扁桃体、側坐核、海馬など、辺縁系全体の広範囲の神経におよび、前頭前野連合野の機能をコントロールする。

とくに連合野を介するオピオイド系は報酬系と密接に関係し、オピオイドペプチドは神経系、内分泌系および免疫に関係している。

また対人関係によって、がん患者さんの免疫力が変化することは先述したが、身体を積極的に動かすことや大きな声を出して笑うこともNK細胞の活性につながるという研究報告もある[04]。

要は、くよくよせず、いきいきと楽しく生活すること。そうすれば病に打ち勝つエネルギーが自然に湧き出てくる。

「外側視床下部刺激による脾臓NK細胞活性について」の研究がある。外側視床下部は、いわゆる「快情動」を誘発する部位で、ラットの自己刺激行動を起こすことで知られている。「ラットの外側視床下部を30分間刺激すると、脾臓のNK細胞活性が亢進し、同部位を破壊すると低下する。大脳の刺激／破壊では、NK活性は変化しない」。外側視床下部刺激により脾臓交感神経活動が抑制されるほか、成長ホルモン分泌が亢進されNK細胞活性亢進をもたらす可能性が推察されている[05]。

ヒトとラットの情動が同じであるわけではない。しかし、生命を維持するための動物共通のシステムとして、理解の糸口にはなる。

また逆に、インターフェロンなどサイトカイン療法のさいにうつの精神症状がしばしば見られるように、免疫系の状態がヒトの精神状

態に影響を与えることもわかっている。[06]これは免疫反応にともない各種サイトカインがはたらいて、脳内の神経伝達物質ノルアドレナリンやセロトニンの代謝回転が変化し、それが情動状態に影響する可能性を示唆している。セロトニン濃度の減少とうつ症状の相関は周知のことである。

すなわち音楽運動療法は、快感をともなう音楽と運動の情動刺激により、脳内オピオイドや神経伝達物質を産生・活性化し、直接的・間接的に免疫系を活性化すると考えられる。つまり音楽運動療法はがん患者の免疫力を高めて治療する免疫活性化療法として機能する可能性があるといえる。

[01]── the State-Traite Anxiety Inventory - I 現在不安状況下にあるか、性格的に不安になりやすいかの両側面を測定する。各20項目、計40 項目の質問からなる。

[02]── Greer S, Morris T. Pettingale KW,et al: Psychological response to breast cancer and 15 - year outcome. *Lancet* 335: 49-50,1990. / Pettingale KW, Greer S, Morris T. et al: Mental attitude to cancer: an additional progonostic factor. *Lancet* 1: 750,1985.

[03]── Charney O et al: Psychobiologic mechanisms of posttraumatic stress disorder. *Arch Gen Psychiatry* 50: 295 - 305, 2003.

[04]── Berk LS, Tan SA, Fry WE et al: Neuroendocrine and stress hormone changes during mirthful laughter. *Am J Med Sci* 298: 390-396, 1989/ Ziegler J: Immune system may benefit from the ability to laugh. J Nat Cancer Inst 87: 342-343, 1995.

[05]── Iimori H, Kawamura N, Werner M, et al: Lateral hypotharamus modulateswb the intrinsic splenic natural killer cell activity in rats. *Neuroimmunomodulation* 5: 2210225.1998.

[06]── Smedley H, Katrak M, Sikora K et al: Neurological effects of recombinant human interferon. *Br Med* J 286: 262-264, 1983.

【第6章】認知症の患者さんのための音楽運動療法

6-1 ● 認知症について

社会全体の高齢化にともない、認知症になる老人は増え続けており、85歳以上の老人の4人に1人が認知症と言われている[01]。2005年は約189万人、20年後には約292万人に達するだろうと予測されている。

認知症とは「一度獲得された知的機能の後天的な障害によって、自立した日常生活機能を喪失した状態」とされている。脳や身体の疾患を原因として、記憶・判断力などの障害がおこり、普通の社会生活がおくれなくなった状態である。

人の名前を思い出せなかったりするような、加齢にともなう単なるもの忘れとは異なるさまざまな症状が認められる。

単なるもの忘れは脳の神経細胞の減少や機能の低下によっておこる老化現象で、進行も遅く1年以内に病的変化は見られず、本人がも

の忘れを自覚している。これに対し、認知症のもの忘れは進行が早く、時間や判断も不確かになり、物を盗られたというような妄想などの精神症状をともなうのが特徴的であり、本人はそれを自覚していない。

認知症をもたらす2大疾患──認知症は「アルツハイマー病」と「脳血管障害による認知症」に2大別される。日本では脳血管障害による認知症が多いと言われていたが、最近ではその割合が逆転し、アルツハイマー病が増えてきたとの報告がある[02]。

アルツハイマー病の原因は現在のところ特定されておらず、ゆっくりと発症して徐々に悪化する進行性の疾患である。MRIなどの画像では、脳内の神経細胞が急激に減り、脳が萎縮し脳室が拡大する病変が認められる。それにともない極度の知能低下や人格の崩壊をきたす。

初期段階では運動麻痺や感覚障害などの神経症状はおきず、本人は病気の自覚がないのが特徴である。

以下、専門医の先生たちの監修・記述を参考に認知症の原因や症状に関して知識を得ることにする[03]。

6-2 ● 認知症の症状

認知症の症状は中心となる症状と、それにともなう周辺の症状に分けられる。中心となる症状とは「記憶障害」や「判断力の低下」などである。周辺の症状は人によって差があり、怒りっぽくなったり、不安になったり、異常な行動のパターンもさまざまである。

❶ **妄想**──しまい忘れ・置き忘れした財布や通帳を誰かが盗んだとか、嫌がらせに隠したなど「物を盗られる妄想」を示すことが多く、身近な家族が対象になることが多い。また「姉さんが私の服を着て

いった」、「嫁がごはんに毒を入れている」というような被害妄想や、「主人の所に女が来ている」といった嫉妬妄想もある。

❷ **幻覚**——認知症では幻聴よりも幻視が多い。「子供たちがお膳の前に来ている」、「いつも女の子が庭に座っている」、「玄関に子供がいる」というような幻覚がみられる。

❸ **不安**——自分がアルツハイマー病であるという明確な意識をもつことはない。しかし、今までできたことができない、もの忘れがひどいという感覚はある。そのため、不安や焦燥などの症状があらわれる。

❹ **依存**——不安や焦燥のために、依存的な傾向が強まることがある。1時間でもひとりになると落ち着かなくなり、つねに家族の後ろについて回る行動があらわれることがある。

❺ **徘徊**——認知症の初期には、新たに通いはじめた場所への道順を覚えられない程度だが、進行にともない、熟知しているはずの自宅への道などで迷い、行方不明になったりする。重症になると、無目的な常同行動にみえる徘徊が多くなる。アルツハイマー病に多く、脳血管障害による認知症では少ない。

❻ **攻撃的行動**——とくに、行動を注意・制止する時や、着衣や入浴の介助のさいにおきやすい。型にはめようとすると、不満が爆発することが少なくない。また、幻覚や妄想から2次的に攻撃的になる場合もある。

❼ **睡眠障害**——認知症の進行とともに、夜間の不眠、日中のうたた寝が増加する傾向にある。

❽ **介護への抵抗**——認知症の高齢者の多くは入浴を嫌がるようになる。衣服の着脱が苦手なのか、転倒の不安や水への潜在的な恐怖感があるためか、理由は特定できないが、「明日はいる」、「風邪をひいている」などと口実をつけ、介護者に抵抗し、入浴を拒む。

❾ **異食・過食**——食事をしても「お腹がすいた」と訴える過食や、食べられないものを口にする異食がみられる。口に入れるのは、ティッシュペーパー、石けん、保冷剤、アイスノンの中身までさまざまで

ある。
⓾ 抑うつ状態――何もしたくなくなる意欲の低下や、思考が遅くなる思考障害のような、うつ病と似た症状があらわれることがある。うつ病では、「悲しさや寂しさ、自責感」といった気分や感情の障害を訴えることがあるが、認知症ではまれである。

6-3●認知症とまちがわれやすい主な症状

認知症と異なる病気であっても、同じような症状を示すことがある。なかでもとくにまちがわれやすいのが「せん妄」と「うつ病」である。「せん妄」や「うつ病」は適切な治療を行うことで症状は改善するので、認知症と峻別することは大変重要である。

❶ せん妄と認知症の違い――せん妄は、急性の脳障害にともなっておこる軽い意識障害で、判断力や理解力が低下し、しばしば幻覚や妄想があらわれて興奮状態になる。せん妄の患者は一日の中で症状の変化が激しく、「しっかりしている時期」と「そうでない時期」の差がいちじるしいことで、認知症と区別できる。アルツハイマー病はせん妄をともなうことがある。

❷ うつ病と認知症の違い――うつ病は、気分が落ち込む憂うつな状態、やる気が出ない、思考が遅くなるといった症状が続く病気である。うつ病と認知症の大きな違いは、うつ病では気分や感情の障害などを訴えることができる点である。

6-4●認知症をもたらす病気の解説

6-4-1 アルツハイマー病

❶ 大脳皮質の著しい萎縮――まず前脳基底部という領域で破壊がはじまり、その後、脳全体(とくに側頭葉や頭頂葉)が萎縮する。その結果、

脳内の神経伝達物質のアセチルコリンを必要とする脳の部位が正常にはたらかなくなり、記憶の喪失や意識の混乱をひきおこす。
治療法はアセチルコリン濃度を上昇させる薬物療法が主になるが、脳細胞の死滅との競争になる。成人では通常1,400g前後ある脳の重さが、発症後10年位経つと800-900g以下に減る。正常脳に比べ、大脳が小さくなる。

❷ **老人斑・神経原線維の変化**——アルツハイマー病の脳内では比較的早期に神経細胞間にシミのような老人斑ができ神経を圧迫する。また、神経細胞の中に糸くずのような神経原線維(細胞の骨格を支える、細胞内の物質の移動に役立つ神経繊維)の変化がみられる。これらが神経細胞中にたまり、正常脳細胞が減ってゆく。

❸ **神経伝達物質の異常**——とくに記憶のはたらきに関わる神経伝達物質アセチルコリンの減少がいちじるしい。その他、ドーパミン、グルタミン酸、ノルアドレナリン、セロトニンの減少がみられる。これらの神経伝達物質は、意識覚醒と記憶など高次脳機能の維持に関連している。

❹ **症状**——もの忘れがはじまり、新しい出来事が覚えられず、忘れやすい。そのため病気が進むと仕事が続けられなくなり、生活にも支障をきたす。特徴を以下にあげる。

  ⓐ 場所や時間がわからなくなる。
  ⓑ 徘徊や異常行動のはじまり、自立が困難。
  ⓒ 家族の名前や顔を忘れる。
  ⓓ 会話が成立しない。
  ⓔ 日常生活が困難。
  ⓕ 寝たきり状態になる。

6-4-2 脳血管障害(脳卒中)

脳の血管が詰まったり(脳梗塞・脳塞栓)、破れたりする(脳出血)などの脳血管障害により、脳の血流量や代謝量が減少して認知症になる。障害の部位、範囲や程度によって重傷度は変わる。

症状——障害部位によって症状は異なる。片麻痺やしびれ、めまい、言語障害、知的能力の低下などがみられる。また、認知レベルにばらつきが認められ、記憶力の低下があるわりには判断力や理解力が比較的保たれている場合がある。症状は日によって差が激しい。

6-4-3 退行変性疾患（アルツハイマー病以外）

❶ **進行性核上麻痺**——原因は不明。主症状は垂直性の眼球運動障害、構音障害など、軽度の認知症もみられる。

❷ **パーキンソン病**（第4章参照）——重度の場合は、認知症になるケースもある。

❸ **び慢性レビー小体病**——脳内の神経細胞にレビー小体と呼ばれる異常物質ができてパーキンソン病のような症状を示す。

❹ **ピック病**——大脳皮質、両側の側頭葉内側部の皮質が損傷する。その影響で人格変化、反社会的行動、反道徳的行動がみられ、あまりしゃべらなくなったり、回りくどくなったり、ものの名前が出てこないなどの障害がでる。それに認知症が加わる。

❺ **ハンチントン**（舞踏）**病**——大脳基底核、線条体の尾状核が犯される遺伝性の疾患で、意志とは関係なく手足が勝手に動き、踊っているように見える。尾状核萎縮にともなう脳室拡大と神経細胞の障害があり、性格変化などの精神障害と顔面の不随意運動があらわれ、認知症となるケースがある。

❻ **ALS**（筋萎縮性側索硬化症）——運動系の神経細胞が消失し運動機能障害をおこす。従来はコミュニケーション手段がなかったため、認知症とされるケースもあったが、近年、視点移動検知や脳波や脳血流を計測するブレイン・マシン・インタフェースの開発により、外見は寝たきりで無表情でも、意欲や感情を示せることが明らかになってきている。

❼ **大脳皮質基底核変性症**——前頭・頭頂葉の皮質および皮質下諸核の神経細胞の脱落とグリアの増生により、認知症のほか、運動失行、眼球運動障害があらわれる。

6-4-4 内分泌・代謝性中毒性疾患

❶ **甲状腺機能低下症**——種々の原因により甲状腺ホルモン分泌が低下すると、無気力、疲れやすい、声のかすれ、皮膚の乾燥などの症状があらわれる。時に精神・神経症状があらわれ、認知症になることもある。

❷ **下垂体機能低下症**——下垂体自体または視床下部の障害によって下垂体ホルモンの分泌低下がひきがねとなることもある。

❸ **ビタミンB12欠乏症**——赤血球の成熟に必要なビタミンB12（コバラミン）が不足すると巨赤芽球性貧血（悪性貧血）を生じ、認知症になることもある。

❹ **B1欠乏症**——糖代謝に重要な酵素であるビタミンB1（チアミン）の欠乏は脚気や、言語の理解にかかわるウェルニケ脳症をもたらす。

❺ **ペラグラ**——ナイアシン（ニコチン酸）の欠乏によるペラグラ（胃腸障害、口内炎、下痢、紅斑、神経・精神症状）によっておこる。下痢、皮膚炎、不眠などがおこり、原疾患を治療しないと認知症になることがある。

❻ **脳リピドーシス**——脳質代謝異常により、主に中枢神経系に各種の脂質が異常蓄積し、精神発達遅滞、痙攣などの症状が認められる。

❼ **ミトコンドリア脳筋症**——細胞にあるミトコンドリアの異常により、骨格筋、心筋、中枢神経系に障害をおこす。

❽ **肝性脳症**——肝機能の極端な低下によって意識障害や精神症状がおこる。

❾ **透析脳症**——原因不明だが数年を経過した慢性透析患者に生じる亜急性、進行性脳症で記憶障害を呈し、認知症に陥ることがある。

❿ **低酸素症**——酸素が十分に脳に供給されないために発症する。脳血流中の酸素分圧が低下すると重篤な場合、脳性麻痺や精神遅滞になる。

⓫ **低血糖症**——血糖値が下がりすぎて身体の活動性を維持できなくなる。脱力感、めまい、眠気、顔面蒼白の症状があらわれる。重篤な場合は認知症になることもある。

⓬ **アルコール脳症**——過度の飲酒をくり返すことで、アルコール依

存になり、神経障害があらわれる。
❸ **薬物中毒**——有機溶剤などの薬物による中毒症状。摂取した薬物によって中毒症状は異なる。

6-4-5 感染性疾患
❶ **クロイツフェルト・ヤコブ病**——感染能をもつ異常プリオン蛋白により発症するとされる疾患。認知症が主症状であり、急速に進行する特徴がある。
❷ **亜急性硬化性全脳炎**(SSPE)——血液・髄液の抗体価の上昇、麻疹または麻疹様ウイルスの長い潜伏期の後に発症する病気。脳の萎縮が認められる。
❸ **進行性多巣性白質脳症**(PML)——主に大脳白質(大脳皮質の髄鞘に覆われている神経細胞の走行するところ)の髄鞘があちこちで破壊される病気で、免疫機能異常と関連して発症することが多い。視力障害、構音障害、認知症があらわれる。
❹ **脳炎・髄膜炎**——細菌やウイルスなどにより脳や脊髄を包む組織(髄膜)が破壊されて発症する。頭痛、発熱、意識障害などがおこる。
❺ **脳膿瘍**——脳内に細菌感染が発生し、膿がたまる病気。頭痛、全身倦怠感がおこる。
❻ **脳寄生虫**——寄生虫に起因する脳の障害。
❼ **実質型神経梅毒**——長い年月の間体内に潜伏していた梅毒スピロヘータが脳を侵して発症する慢性脳炎。認知症と手足の痙攣と身体の麻痺がおこる。

6-4-6 腫瘍性疾患
❶ **脳腫瘍**(原発性・続発性)——脳内に腫瘍ができ、脳が圧迫されてさまざまな症状があらわれる。神経膠腫、悪性リンパ腫などいろいろあり、腫瘍の局在によって、多種多様な神経症状、精神症状、内分泌症状を呈する。
❷ **髄膜浸潤**(原発性・転移性)——髄膜炎症状をおこすが非感染性で癌

性(腫瘍性)である。

6-4-7 外傷性疾患

❶ **慢性硬膜下血腫**——頭部の打撲などにより、脳を包む硬膜の下に出血がおき、脳が圧迫されて発症する。頭痛、不全片麻痺、歩行障害、もの忘れ、精神不活発などがみられる。1か月後認知症があらわれることもある。

❷ **頭部外傷後遺症**——転ぶなどして頭を強く打った後に出てくるさまざまな障害で、麻痺や言語障害、認知症などがあらわれる。

6-4-8 その他

❶ **正常圧水頭症**——髄液圧は正常なまま、脳内の髄液が異常に増えて発症する。臨床的には認知症、歩行障害、排尿疾患を特徴とする。

❷ **多発性硬化症**——中枢神経系の脱髄疾患(髄鞘がこわれる)で、脱髄斑ができ、病気の再発をくり返す。

❸ **神経ベーチェット**——口腔粘膜と外陰部の潰瘍、皮膚症状、眼症状を主症状とするベーチェット症候群にともなう中枢神経症状で、脳炎、脳脊髄炎を示す。

❹ **サルコイドーシス**——原因不明の多臓器疾患。神経障害として脳を侵す中枢神経型と脳・脊髄神経を侵す末梢神経型に大別される。

❺ **シェーグレン症候群**——自己免疫疾患で「目が乾く、口が渇く」症状が主にみられ、水分分泌組織を攻撃して、胃液・膵液・鼻・痰などにも症状があらわれる。

6-5 ● 認知症の治療方法

6-5-1 薬物治療

認知症の症状を根本的に治療する薬は今のところない。しかし、最近アルツハイマー病の症状の進行を遅らせる薬が出てきた。この薬

は病気を治す薬ではないが、症状の進行を遅らせることができるため、家族と一緒に過ごす貴重な時間を長くすることができる。

また、家族を悩ませているのは、主に周辺の症状である。これら幻覚や不安などの精神症状、徘徊などの問題行動も、向精神薬などの薬によって改善・軽減ができる。

6-5-2 非薬物療法

認知症では、患者の症状にあわせてケア（介護）とキュア（治療）をしていくことが大切である。ケアには、精神的なケアと生活上のケアがある。認知症の患者の介護は長期にわたるため、介護者はいろいろな出来事に直面する。

認知症の患者さんは不可解な行動をとることがある。しかし、一方的に責めるのではなく、患者さんの身になって考え、対応することが何よりも大切である。患者さんの思いや考えを理解すれば、患者さんの行動の意味がわかる。こちらの思いどおりに動かそうとするのではなく、患者さんの行動に秘められた思いや考えを理解することで、十分な介護とは何かを発見できる。介護者の理解力と対応によって認知症の症状はよくなる。そのため、認知症の介護は重要な治療のひとつである。

認知症のキュアは患者さんの状態や認知レベルにより対応が変わる。例えば、認知能力を維持させるワーキングブックの使用、絵画による認識能力維持練習。患者さんの好みやその日の状態、意識レベルによって、それぞれ違ったプログラムになる。実際に専門職（精神科の医師、各種療法士など）の方による以下のような心理療法や運動療法も重要な治療である。

❶ **回想法**——自分の人生を回想させることにより、自己認識を回復させる。

❷ **RO**（リアリティー・オリエンテーション）——見当識を高め、周囲に関心を促すために行う。

❸ **アニマル・アシステッド・セラピー**——動物とふれあう場所を設け、

関心を促す。

❹ **ロボット・ぬいぐるみ・セラピー**──電子機器で動くロボット犬や声を出すぬいぐるみなどによるセラピー。

❺ **音楽療法**──音楽演奏や鑑賞を通じて、過去を想起させる。

❻ **絵画療法**──写生に出かけ絵を描いたり、あらかじめ描かれた線をなぞり絵を描いたり、塗り絵に色をぬったりするほか、好きな人・ものを描くことによって認知能力を維持させる。

❼ **園芸療法**──花を植え育てるために作業手順を考え、体を動かして実行することで神経系を活性化させ、認知症の進行を予防する。もちろん、花がきれいに咲く姿を見ることで充実感がもたらされる（大阪芸術大学藝術研究所研究グループ）。

❽ **生活共同作業療法**──施設からグループを組んで別の民家に一泊するため歩いて出かける。その移動中に受ける刺激や人びととの挨拶や出会い。家についてから皆で食事の準備をし、後片づけをし、テレビを見たり話したり、休憩して、再び施設に歩いて帰る。こうした日常とは異なるイベントにより認知症の進行をくい止める生活共同作業療法の試みが、実験段階をこえてあらゆる場所で展開できればよい（京都大学認知症研究グループ）。

6-5-3 リハビリテーションの必要性

脳血管障害の後遺症としてみられる自発性の低下や、活動性の低下によって認知症は進むので、リハビリテーション治療の活用が必要となる。脳血管障害による後遺症は、片麻痺などさまざまな運動障害をともなうので、寝たきりの予防も大切である。歩行が可能であれば、できるだけ外への散歩や買い物など、楽しみも加わった活動が認知症の進行をくい止める。

6-5-4 脳血管障害の再発の予防

脳血管障害は、一度発作をおこすとくり返すことが多いため、再発の予防がとても重要となる。脳血管障害の予防には、発症しやすい

条件(危険因子)を減らすために生活習慣を改善することも必要となる。生活空間の極端な変化を避け、食餌の偏向や嗜好品の過剰摂取などに気をつける。

6-5-5 早期発見のポイント

認知症は、早期発見・早期治療が大切である。「おかしい」と気づいてから医療機関に相談するまでに、約7割の家族が2年以上かかっているとの報告がある。一度診察を受け「大丈夫」といわれても年々症状が進むようならば、もう一度、相談に行くことが大切である。早期に発見できれば治る認知症もあり、薬やケアにより症状の進行を遅らせることもできる。

6-6 ● 認知症患者さんの音楽運動療法

6-6-1 音楽運動療法を始める前に

音楽運動療法の効果を判断するには、療法に入る前と、療法を続けた後に、信頼できる検査法で患者さんの認知レベルを検査する必要がある。

患者さんの認知レベルの検査方法には、Mini‐Mental State (MMS)法や長谷川式簡易知能評価スケールなどがある。

MMS法は言語による問いに答える方式であり、言語理解ができない患者さんや、理解していても構音機能に麻痺がある患者さんには不向きである。言葉による動作指示や文章、図案を書く問題のほか、算数や逆読み言葉など、健常者でもかなり難しい問題がある。したがって、認知症になりかけた初期の患者さんに適した検査方式であり、知的理解度を調べるには有効と考えられる。しかし、すでに認知症が進んだ患者さんには適していない。

長谷川式簡易知能評価スケールの改訂方式は、MMS法より細かな能力変化を点数化することができる。しかし、この検査法は質問に

答え、言葉の指示に従う方式であるため、その質問じたいに疑問をいだく能力のある患者さんは、非協力的になったり怒り出したりする場合もある。

認知症の検査法の改良は、今後の課題である（6-6-4「野田式認知機能スケール」参照）。いずれの検査法でも、検査をする人が患者さんにとって信頼できる人か否かによって、点数が変わってくる。したがって、患者さんの日常の心身の状態を把握している者が検査することが望ましい。

また、臨床的な症状の変化をビデオで記録し、考察材料にすることも有益である。

6-6-2 音楽運動療法の実施例（MMS法による評価）
Case ❶ 特別養護老人ホーム・芦屋喜楽苑の入所者3名

   Aさん（90歳　女性　小脳変性症と認知症を併発）
   Bさん（77歳　女性　脊椎症にパーキンソン病を併発）
   Cさん（88歳　女性　アルツハイマー型認知症）

期間──2006年8月より2007年2月まで
頻度──週1回30分の療法を合計12回、連続4回と数回を2か月おいて実施。
展開──認知症の原因はさまざまで、症状も多様なので、同じレベルや同じタイプの患者さんを選別して療法の効果を知ることは難しい。しかし、上の3名は、共通して音楽と会話が好きだったので、家族の同意をえて、ひとりずつ音楽運動療法を行った。

患者さんを背後から介助してトランポリンに座らせ、そのトランポリンをまわりの家族や介護士が上下にバウンドさせるのに合わせてピアノ演奏または童謡や歌謡曲を歌い聴かせる。

そのつど、思い出や好きなもの・嫌いなものなどの話題を交わし、音楽への反応や運動状態を確かめつつ、会話を楽しむ。

患者さんの好みや意欲により、アイスクリームや紅茶を飲む練習、歩行の練習、歌を歌う、話をするなどをした。

注意点

ⓐ 認知症の患者さんの認知レベルは、一日のうちでも変動が大きいうえに、検査の前後に何か不満を感じることや嫌なことがあるとすべてに対して拒否的になったり、虚無的な態度になったりして人を避ける傾向があるので、状態の安定した時に検査することが大切である。また、検査そのものも、質問者が信頼関係にある人とそうでない場合にも点数が変わってくるため、日常の人間関係が大きく検査結果に影響を与える。それだけに療法後の結果は患者さんの心身の状態をあらわしているとも解釈できる。

ⓑ 患者さんは過去の記憶が失われていく状態を自覚していない。現在あるのみである。それを考慮して関わることが大切である。

ⓒ 在宅の患者さんの場合、家族に囲まれて日常の生活環境を継続して体験できているので、問題行動は少なくなる。また、テレビなどにより、現在進行中の情報を、一時的であれ家族と共有することができる。とはいうものの、認知症が進むと家族との関係そのものが、険悪なものになるのがつねであるので、家族との距離をおくことも考慮する。

まとめ──認知症の患者さんに対する音楽運動療法は、認知レベルを上げる[▶図6-1]だけでなく、食事や歩行、背中の痛み緩和など身体機能の改善と回復を促すことが確認された。また、人とのコミュニケーションを楽しいと感じ、積極的に話したり、歌ったり身体を動かしたりする意欲を生じさせるため、心身全体の機能バランスの改善にも効果が認められる。

家族や友人はじめ周囲の者が心がけなければいけないことは、無理にかつての姿に戻そうとしないことである。

6-6-3 音楽運動療法の実施例(改訂長谷川式による評価)

MMS法による認知症検査は、すでに発症している患者さんの機能を調べるには適していないので、改訂長谷川式簡易評価による認知症検査用紙を使って療法前後を点数化した。100単語反復検査は言

▶図6-1 ── Case❶の経過と結果（点数はMMS評価30点満点中）

	Aさん		Bさん		Cさん	
療法前	1	1点	12	12点	10	10点
2006.8.21	5		–		–	
9.25	3		13		7	
10.23	–		11		不調	
11.16	2		12		6	
11.30	入眠		12		–	
2007.2.1	疲労		12		10	
2.8	4	4点	16	16点	16	15点

葉の反復のできる患者には簡単すぎ、意味を理解できるか否かの認知能力を知るには役に立たないため、使用していない。

Case ❷ 特別養護老人ホーム・芦屋喜楽苑の入所者4名

　　　Aさん（91歳　女性　小脳変性症と認知症を併発）
　　　Bさん（78歳　女性　脊椎症にパーキンソン病を併発）
　　　Dさん（82歳　男性　脳血管性、脳梗塞後の認知症）
　　　Eさん（75歳　女性　進行性核上性麻痺）

期間──2007年7月より10月まで
頻度──週1回30分の療法連続4回を2か月おいて実施。
参加スタッフ：音楽運動療法スタッフ3名、ボランティア2名。
展開──患者さんを背後から介助してトランポリンに座らせ、そのトランポリンをまわりの家族や介護士が上下にバウンドさせるのに合わせてピアノ演奏または童謡や歌謡曲を歌い聴かせた。
想い出や好きなもの嫌いなものなどの話をしつつ、患者さんのようすを観察し、歌を歌ったりアイスクリームやお茶を飲む練習をした。生活行動の拡大をもたらす自力歩行を促すため、メガボールを使ったセッションを多く行い、左右の足に重心移動する感覚を実感させ、その後、歩行練習を行った。

療法前と後の変化と考察［▶図6-2］

Aさん　7点→3.5点──91歳という年齢もあり、前（2006）年度の療法時に比べ身体状態が悪くなっていた。得点数の下降が示すように、認知レベルはもちろん、生活意欲の面でも改善は認められなかった。この点数の変化で生命の限界が近いことが推測された。それでも、お茶を療法中に飲むことができた。家族はつねに参加して、会話をしたりお茶を飲むのを手伝ったりした。
10月の療法後、11月下旬に心不全で亡くなったとのこと。家族からは最後まで療法を通じて母親に関われたことに対して、療法のスタッフに感謝の意が伝えられた。

▶図 6-2 —— Case ❷ の経過と総括

	Aさん	Bさん	Dさん	Eさん
2007.7.5 前-後	休み	10 - 17	休み	休み
7.12 前-後	3 - 0	12 - 14	0 - 1	休み
7.19 前-後	0.5 - 1	10 - 17	1 - 1.5	0.5 - 1.5
7.26 前-後	1 - 1.5	11 - 18	0.5 - 2	0.5 - 2
9.27 前-後	不明 - 不明	10 - 17	0.5 - 2	0.5 - 2
10.4 前-後	1 - 不明	9 - 15	0.5 - 2	0.5 - 1
10.11 前-後	0.5 - 不明	11 - 15	0.5 - 1	0.5 - 0.5
10.18 前-後	1 - 1	12 - 18	休み	0.5 - 2
合計 前-後	7 - 3.5	85 - 131	3 - 9.5	3 - 9

「はい」と返事をしたり、言葉をかけると「ありがとう」と答えたり、笑ったり、首を振って、答えた場合には 0.5 点とし無反応と区別。

Bさん　85点→131点──Aさん同様、前年度からの参加者。パーキンソン病を主たる疾病としているため、音楽に合わせてメガボールを使っての感覚刺激を試みる。その結果、前年度に比べて状態は悪くならず、療法の効果が認められた。今回1か月単位で療法を実施したことで、認知症も進行していない。療法後、上手にひとりで歩いたり、言葉が増えて「腰の痛みがなくなった」、「腰が楽になった」というような発言もあった。この患者さんは、改訂長谷川式簡易知能評価スケールによる検査が唯一有効であった。

Dさん　3点→9.5点──脳血管性、脳梗塞後の認知症であるため、部分的に正常なところがあり、対応の仕方が難しかった。記憶力の低下のわりには判断力や理解力が相対的に保たれているので、単純な質問に対して「どうしてそんなことを聞く」と、検査そのものに気乗りしないようす。特徴的なケースなので、以下に経過を示す。

7月26日　療法前　問1「お歳はいくつですか」に「どうしてそんなことを聞く」と反応。その他全部の質問に「どうしてそんなことを聞く」と答える。

療法後　問3「これから言う3つの言葉を言ってみてください」に正確に答える。問9「知っている野菜の名前をできるだけ多く言ってください」に「さあー……そんなことはどうでもいい」と答える。

9月23日　療法前　「お元気ですか」に「いいえ」と返事。質問を重ねるとしだいに不機嫌になる。質問できず。

療法後　表情が穏やかになる。

10月4日　療法前　何をするのかと怪訝な表情。質問すべてに首を横に振る。

療法後　湯疲れの表情でしばし放心。その後徐々に覚醒し、声かけに返事をする。機嫌もよい。が、長谷川式の質問には首を横に振る。

10月11日　療法前　穏やかで機嫌はよい。声かけに「ありがとう」と手を取って言うが、問診を始めるとたちまち無口になり、首を横に振る。

療法後　満足そうな表情をしていたので「楽しかったですか」と聞く

と「ハイ」と大きくうなずく。初めて肯定的であった。

Eさん　3点→9点──進行性核上性麻痺で構音上の発声コントロールが困難であるため、質問に答えることが難しい。療法前は発音に吃音気味のリピートが多く、聴き取りにくいが、療法後には、吃音が少なく、言葉がしっかり発音でき、内容についてもスタッフが理解できるようになった。以下のとおり、やはり問診には気乗りしないようすを示す。

7月19日　療法前　呼名には「ハイ」と返事する。問診に答えず。
療法後　名を呼ぶと「ハイ」と3回返事する。問3「これから言う3つの言葉を言ってみてください」で、「猫」と言うと「ハイそうです」と返事。

7月26日　療法前　名を呼ぶと「ハイ」と返事する。問診に答えず。
療法後　名を呼ぶと「ハイ　こんにちは」と答える。問3「私たちがいまいるところはどこですか」に「ここは……」と考える。問4「これから言う3つの言葉を言ってみてください」に「～と言っています」と問われている名詞を省いて答える。担当者が「ありがとうございました」と言うと「よろしいよ」と返事。

10月4日　療法前　名を呼ぶと「おはようございます」、お元気ですかに「ハイ」と答える。問診に答えず。
療法後　カルピスを飲み満腹になり、しばらく放心したようすで声かけにも返事なし。その後、「楽しかったですか」、「こわかったですか」には無言。「気持よかったですか」には「ハイ」と返事する。

10月11日　療法前　職員から「いってらっしゃい、頑張って」と見送られ、心細くなったのか、突然眉間にしわを寄せ、その後何を声かけしても無言。問診に答えず。
療法後　機嫌よく、声かけに「ハイ」を連発。

10月18日　療法前「お元気ですか」の問いかけに「はあー、どう言っていいのかわかりません」と返事。その後、発話多いが内容不明。問診に答えず。
療法後　「お疲れさまでした」、に一言「ハイ」と返事するのみ。後は

ぼんやり遠くを見つめていた。

注意点
❶ 自分が認知症だという理解ができている場合とそうでない段階では根本的な対応が違ってくる。それにもまして、まず言語理解が可能か否かを調べておく必要がある。
❷ ある意味で何のために検査するのかを説明されなければ答えない患者さんは健常である。数字を引いたり、数字を逆に呼んだりすることを求められても答えようとしない患者さんは、それが重要なことだとは思わないからである。
時には質問されることに反発する傾向も見られるので、事前にできるかぎり患者さんの状態を理解し、どのような能力の検査が必要なのかを把握する必要がある。患者さんの自尊心を傷つけるような質問はさけるべきである。
❸ 患者さんは自己意識そのものも不完全になっているため、納得や理解の筋道が立ちにくくなっている。介護者や家族は、それを理解して関わることがいちばん大切である。現在をいかに楽しく過ごせるようにするかを優先すべきであろう。

まとめ──認知症の改善効果について、現在のところまだエビデンスは乏しいが、将来的には薬物療法や栄養補助食品との組み合わせで臨床例を重ねれば、より信頼にたる効果が期待できるようになる。また運動による刺激が直接的に認知症発症を抑制しているかどうかも証明されていない。しかし、疫学的研究では「有酸素運動による身体活動量が多い人は認知症にかかりにくい」といったエビデンスがある。また、運動は認知機能、とくに前頭葉が関与する遂行機能や注意・集中機能を活性化するという研究報告も重ねられている。これらは健常者を対象とした研究であるが、運動の効果に関しては周辺的なデータが出つつある。4-6に示したフラダンス効果なども、今後の研究により認知症の改善に役立つことが示せると考える。

今後、老人を対象とした認知症予防を目的とした音楽運動療法のさらなる臨床例の蓄積が期待される。

認知症患者さんへのこれまでの音楽運動療法のケーススタディから、以下のことは明らかである。

❶ 感情表出が豊かになり、喜怒哀楽を共有することで意欲がわく。
❷ 身体への新奇性に満ちた感覚入力により、心身がリフレッシュする。
❸ 愉快で楽しい時間が多いため、集中力や生命力がよみがえる。
❹ 楽しい時間の共有体験により、人間関係が改善する。

6-6-4 野田式認知機能スケール

2年にわたる特別養護老人ホーム・芦屋喜楽苑の入所者を対象にした検査の経験より、MMS法、改訂長谷川式、いずれも認知症の程度を調べるには適さない面があることが判明した。そのため、臨床の現場で修正・改良を重ね、野田式認知機能スケールを完成させた。

注意事項——この評価方式は患者さんの状況判断能力を基本とした検査である．多くの老人は名前を呼ばれても聴こえにくい場合もあるため、何度も大きな声で話しかける必要がある。また、聴こえていても反応しない場合があり、その場合、質問者の顔を見るなどの行動があるか否かも採点評価できるように作成してある。

さらに、質問事項の答えが不正確であっても、返事する意志があるなど、わずかな変化も評価できるようにした。算数のような能力を検査する質問を避け、できるだけ日常生活に関係する質問事項を設定した[▶図6-3]。

★01——厚生省「1994年、痴呆性老人対策に関する検討会報告」。
★02——「1995年度、東京都社会福祉基礎調査・高齢者の生活実態」。
★03——東京都老人総合研究所 参事研究員　本間 昭／住友病院 神経内科 主任部長　宇高 不可思／(社)認知症の人と家族の会 理事 [旧呆け老人をかかえる家族の会]田部井康夫。

検査日： 　年　　月　　日　曜日

検査者：

氏名：　　　　　　　　　　　　　　　男・女

生年月日：

明・大・昭・平　　年　　月　　日生　年齢　　歳

現住所：

既往歴：

		顔を見ない	見る	返事あり	
1	名前を呼ぶ。3回呼ぶ。	0	1	2	
		無反応	返事の意思あり	返事あり	
2	こんにちは（おはようございます）。	0	1	2	
		無反応	あやふや	正確	
3	今日はいい天気ですね（雨・雪が降っていますね）。	0	1	2	
		無反応	あやふや	やや正しい	正確
4	お名前を教えてください。	0	1	2	3
		無反応	あやふや	5歳違い	正確
5	年齢を教えてください。	0	1	2	3
		無反応	あやふや	一音違い	正確
6	ご主人（奥様）の名前は。	0	1	2	3
		無反応	あやふや	一音違い	正確
7	お子様（母様）の名前は。	0	1	2	3

▶図6-3────野田式認知機能スケール

		無反応	あやふや	一音違い	正確
8	ここはどこですか。病院　施設	0	1	2	3
9	家の住所は覚えていますか。	無反応 0	あやふや 1	一番違い 2	正確 3
10	電話番号を覚えていますか。	無反応 0	あやふや 1	一番違い 2	正確 3
11	今日は何を食べましたか。1品答えると1点	0	1	2	3

12 次の果物は好きですか。	無反応	あやふや	返事あり
リンゴ	0	1	2
みかん	0	1	2
バナナ	0	1	2
ぶどう	0	1	2
スイカ	0	1	2

13 次の食べ物は好きですか。	無反応	あやふや	返事あり
さしみ	0	1	2
すし	0	1	2
カレー	0	1	2
ケーキ	0	1	2
うどん	0	1	2

結果：

50点満点中　合計得点　　　点

コメント：

【第7章】
植物状態の患者さんのための音楽運動療法

　現代医療の発展はめざましく、救命困難とされた重度の脳損傷の患者さんを死の淵から生還させることができるようになった。しかし、救命されても意識障害が残り、意識の回復・改善が見られずに、植物状態(遷延性意識障害)となる患者さんも多い。
　パーキンソン病の患者さんや障害児の療法として効果をあげた経験をふまえ、植物状態の患者さんや意識障害のある患者さんに対しても音楽運動療法を実施して、効果をあげている。
　意識障害をもたらす脳損傷は、以下のように、1次性のものと2次性のものに大別される。
　1次性脳損傷──脳への血流が途絶して起こる脳虚血(心停止による全脳虚血や脳梗塞)、頭部外傷、脳出血、クモ膜下出血、低酸素脳症、脳炎、髄膜炎、痙攣発作など。
　2次性脳損傷──脳浮腫、頭蓋内圧亢進、脳虚血、脳温上昇、脳ヘルニア、再灌流障害、血液脳関門の破綻、嫌気性代謝の亢進など。

現在行われている医療的治療法は、従来の外科的手術のほか、脳低温療法、薬物投与による神経活性化、高圧酸素療法、正中神経電気刺激、脊椎後索電気刺激(DCS)、脳深部電気刺激(DBS)などリハビリテーションとしては、さまざまな理学・作業・言語療法などのほか、日常生活行動を中心とした五感刺激による看護療法、そして音楽運動療法である。

以下、東大阪の石切生喜病院で実施している音楽運動療法の例を中心に解説する。

7-1 ● 準備と治療計画

対象となる患者さんの状態を把握するため、原因疾患および発症から現在に至るまでの治療経緯を調べる。医師による画像診断の説明を受け、患者さんの状態を観察したうえで、いかなる改善・回復が可能かを探り、治療方針を決める。そのさい、日本意識障害学会の作成した慢性期意識障害のスコアリング法を使って患者さんの状態と反応を調べ、残存機能を参考にして治療の優先順位を決める〔▶図7-1〕。

また音楽運動療法問診票(巻末表01)により、音楽の趣味など患者さんのバックグラウンドを調べて療法計画をたてる。

療法実施中の変化や改善状態を参考にし、さらに期待される改善・回復内容に沿って治療計画を調整しながら、療法を展開する。最終的な治療結果を客観的に評価するため療法前と療法後の得点の推移を記録する。

植物症(PVS)スコア運用の注意点——10点満点の「状態スケール」と20点満点の「反応スケール」の合計点が20点以下を植物状態とする。このスケールにより患者さんの身体的状態の概要は把握できるものの、能力のすべてがわかるわけではない。評価点数は専門家の知り

たい最低限の状態認識と残存機能の確認にすぎず、決して個々の患者さんの心の動きや秘められた能力を知るものではない。できるだけ家族や友人など近しい人びとの観察や気づきなどを聞き取り、患者さんの情報を共有して治療方針を決定する。

目標設定と実施記録──当面の目標は低すぎも高すぎもしない範囲で決めて、治療効果を確認できるようにするのがよい。そのひとつひとつの積み重ねが長期の目標設定を可能にする。もちろん、目標の達成に向けてのさまざまな工夫と考察がなければ療法は成立しない。その意味からも実施記録をきちんとつけることが重要で、これをもとに治療過程を検討しつつ次の療法計画をたてる。

身体状態のチェック──植物状態の患者さんの様態は一定ではないので、実施にさいして体温、心拍数、血圧、血液、血中酸素飽和度などの検査をし、身体状態を確認する。トランポリンに乗せても大丈夫か、感染症や床ずれはないか、何か状態の急変する持病がないかなどをチェックする。療法中はつねに患者さんの表情やようすを注意深く観察しながら実施する。

7-2●基本的な進め方

セッションの時間──合計約30分、後半の5-8分は座位保持、立位姿勢保持（介助あり、またはなし）など、患者さんの能力や改善目標に合わせて実施する。

トランポリン（座位）──患者さんには、動きやすい服を着てもらい、擦過傷にならないように小さな座布団を足の下に敷くか、靴下をはいてもらう。介助者は2人一組で、患者さんを起こして（抗重力姿勢）前と後ろから挟むようにして身体を支え、トランポリンに座らせる。介助者のひとりが患者さんの頭が揺れて頸椎を痛めたりしないように後ろから頭を支え、もうひとりが患者さんの両膝を前から挟み込む姿勢で上下運動がスムーズに行えるようにする。背後の介助者は

● **状態スケール（満点10点）**

1 十分な自発呼吸がある	☐
2 自発開眼がある	☐
3 開閉眼のパターンがある	☐
4 嚥下運動がある	☐
5 無意味ながらも四肢の自発運動がみられる	☐
6 表情の自発変化がある	☐
7 無意味ながらも発声を認める	☐
8 周囲への関心を示す	☐
9 合目的運動がある	☐
10 自発的な意味のある発語を行う	☐

● **反応スケール（満点20点）**

開眼反応	Points
言語刺激（呼びかけ）に応ずる　開眼および閉眼	4
言語刺激（呼びかけ）に応ずる　開眼のみ	3
大きな音や揺り動かすような刺激により開眼	2
痛み刺激により開眼	1
まったく開眼反応がない	0

運動反応	Points
言葉刺激に応ずる合目的運動（うなずき、握手および離握手）	4
痛み刺激に対する合目的運動（払い退けるような反応）	3

▶図7-1──慢性期意識障害のスコアリング法（日本意識障害学会，1997）

痛み刺激に対する逃避反応（四肢を引っ込める反応）	2
痛み刺激に対する屈曲反射ないし姿勢反射	1
まったく運動反応がない	0

情動反応	Points
いろいろな刺激に対する豊かな感情表現	4
いろいろな刺激に対する表情の反応	3
痛み刺激に対する表情の反応	2
痛み刺激に対する自律神経反応	1
痛み刺激にまったく反応しない	0

視覚反応	Points
視覚刺激に対する一貫性のある眼球運動および注視	4
視覚刺激に対する瞬目反応	3
視野の中をゆっくり移動する視覚刺激に対する追視反応	2
視野ないし視覚刺激に対する頭部ないし眼球の定位反応	1
まったく視覚反応がない	0

発声反応	Points
いろいろな刺激に対する一貫性のある会話での応答	4
いろいろな刺激に対する単純な文章での応答	3
いろいろな刺激に対する単語での応答	2
いろいろな刺激に対する発声	1
まったく発声反応がない	0

植物症（PVS）スコアは「状態スケール」と「反応スケール」の合計により算出。20点以下が植物状態。

小さなフィジオボールを尻に敷き、中腰で患者さんを支えると安定した姿勢保持ができる。体重をボールにかけて足腰にかかる負担や疲れを最小限にできる。

激しい上下運動刺激の後、患者さんをトランポリン上に寝かせ、3-5分ほど休憩した後、再び躍動感のある音楽とともに上下運動を行う。

音楽演奏――トランポリンの動きに合わせて、患者さんが好きな曲や記憶していそうな曲を演奏する。また、音楽のリズムやテンポに合わせてマッサージや伸縮運動を行うと、痛みが軽減され、筋拘縮も改善して四肢の緊張が自然にやわらぐほか、弛緩した手足に力が入れられるようになる。音楽に合わせて四肢を動かしているとくり返しが苦にならず、長時間の機能訓練が行えるため、結果的にリハビリテーションが進む。手足に麻痺や痛みがある場合、療法中にメントール入りのクリームを手足に塗っておくと痛みが緩和される。

フィジオボール――より激しい上下運動に耐えられる患者さんには、トランポリンによる上下運動の後、直径30-40センチメートルのフィジオボールをトランポリンの上に置き、そこに座るようにして刺激を強める。そのさい、後ろの介助者は立って患者さんの身体を支えてトランポリンを跳ぶことになる。介助者も運動能力が要求され、持久力やバランス感覚の優れた人でなければ十分な対応ができない。

立位の上下運動――座位での上下運動が上手になれば、立位姿勢の上下運動へ進める。頸椎を守るために頸椎保護具を装着する方法もあるが、頭や顎に手をそえて跳ぶのは患者さんの姿勢制御意識を察知するのに役立つ。前後左右から患者さんの身体を支え抗重力姿勢を保持しつつ、徐々に足と足の幅を広げて、重心移動の練習を行う。反対に足の幅を狭めて上下運動をくり返すと萎縮したアキレス腱の伸展を促す。いずれにしても患者さんと直接身体を接触して上下運動をすることで、患者さんの身体状態や反応を肌で感じ取ることができる。

臨機応変の対処——療法の進行は、前でセッションを進めているセラピストが判断する。もちろん、まわりの療法者も患者さんをよく観察して、呼吸状態がおかしくなったり、表情から起立性低血圧などがうかがえたりしたら、ただちに療法を中断して安静にし、酸素吸入をするなり、トランポリン上または車いすに寝かせる（従重力姿勢）なりして対処する。

7-3 ● フィジオボールやメガボールの使用

音楽運動療法はトランポリンだけでなくフィジオボールやメガボールも使う（60ページ★03参照）。

ボールへの移動——大きなタオル上に患者さんの身体を乗せ、四方からそのタオルをつかみ、かけ声とともに一気に乗せる。だらだら行うと恐怖感が増すのですばやく移動する。車いすまたはストレッチャーに乗せてくる場合は、あらかじめタオルの上に患者さんを乗せておくとよい。そうでない場合はひとりが上半身、もうひとりが下半身をしっかり担ぎ上げて乗せる。患者さんの体重や状態を配慮して、その場に応じて選択する。

廃用性の筋拘縮がある場合——大きなメガボールを抱え込むように患者さんをうつぶせにし、前後左右に上下動刺激を加える。この姿勢は股関節脱臼を防ぎ、拘縮した手足を伸ばせるだけでなく、背筋や腹筋を増強させ、呼吸器系、循環器系の活性化とともに、腹部に圧力が加わるため発声を促すことにもなる。

顔面の麻痺で瞼があきにくい場合——ボールを背にあおむけにして前後左右に揺らす刺激を加える。患者さんは逆立ちの姿勢になるので、本人にとってもセラピストにとっても負担が大きくなる。しかし、この頭が下がった姿勢は、麻痺した瞼を自然に開き、危急反応を喚起して生命力を高めることにもなる。十分注意して、患者さんを床に落とさぬよう身体を保持する。

立位歩行の訓練——メガボールによる仰臥位(あおむけ)、腹臥位(うつぶせ)による刺激のくり返しは、廃用性の筋萎縮や四肢の関節拘縮を防ぎ、脳幹部の平衡感覚、前庭感覚を活性化して、立位歩行のためのバランス訓練になる。また尖足を少しずつ矯正するためにも役立つ。

患者さんをメガボールにうつぶせにし、足を左右に開いて踵が床に少しつく位置にしてひとりが背後から身体を支える。さらに、2人の介助者が左右の足をやわらかく押さえつつ、しっかり確保・保持し、捻挫や骨折をさせないようにする。その姿勢で左右に揺らしながら片足ずつ重心移動感覚を思い出させる。歩行にともなう身体感覚を呼び覚ますこの重心移動の練習を、足幅を少しずつ狭めながらくり返すことが最重要のリハビリテーションになる。

足の血液循環が悪く足先が黒く変色したりする場合は、メガボールを前に送るようにして足を持ち上げて頭を下げ、血流を戻す。

臨機応変の対処——長期にわたるベッド生活で急な立位姿勢や歩行運動は、起立性低血圧による貧血を起こすことがある。それは顔や額に冷たい汗をかくことでわかる。その時はただちに患者さんをトランポリンまたは車いす・ストレッチャーにあおむけに寝かせて回復を促す。

患者さんに褥瘡(床ずれ)がある場合、意識覚醒を促す療法実施は困難な場合がある。しかし、このメガボールやフィジオボール方式は、患部への刺激をやわらげる方法としても最適である。とはいえ、慎重に患者さんの表情を見ながら進め、適度な時間内のセッションでなければならない。もし、痛みを感じていると判断したら、ただちに中止する。

7-4● 高次脳機能回復へ向けた五感刺激

療法に先立ち、あらかじめ家族から患者さんの好きな音楽や好みの

食べ物などを問診票（巻末表01）で聞き出しておき、それらの情報をもとに味覚・嗅覚・視覚・聴覚・触覚刺激を重層的に加える。

食べる練習については嚥下（のみこむ）能力があるか否かについて医師に相談することはもちろん、口に入ったものを気管に誤嚥することなく上手に食道に送り込めるかのVF検査（嚥下状態をレントゲンで見る）をしたうえで行う。検査していない場合でも、誤嚥しないように量を少しにして味見程度にすれば、味覚刺激としての療法は可能である。

味覚・嗅覚刺激──ハッカや香水、ビール、酒、コーラ、コーヒー、ミルクティーなどを用い、匂いや味に対する反応を確認できる。危険の回避策として、ストローで一滴分の量を唇にたらす。慎重にようすを観察し、決して多くの量を与えてはならない（1ccまで）。

誤嚥の心配がない場合──プリン、アイスクリーム、果物、焼き芋、おかき、するめ、焼き鳥など、好物を中心に食べさせて反応をうかがい、嚥下状態を観察する。嫌いなものを食べようとしないのは、意識障害の患者さんも健常者も同じである。

誤嚥防止──果物はガーゼに包んで口に入れると安心して摂食訓練が行える。噛むとジュースが出てくることが刺激となり、自力で食物を食べる意識を回復させ、嚥下練習につながる。さらに、自分の歯で噛む動作が舌から食道への嚥下運動を呼び覚まし、摂食機能全般の改善を促す。これらの刺激はトランポリンや歩行、立位姿勢保持の後に実施すると効果的である。

触覚・視覚・聴覚刺激──療法中に仕事の道具や写真、本、ぬいぐるみをさわらせたり、好きな人の声や歌の録音物、好きなタレントやお笑い番組のビデオなどを見せたりして患者さんの状態を観察する。患者さんの興味がどこにあるかを学んで次のリハビリテーションのプログラム作りに役立てる。

固有の思い出を引き出す刺激──家族や友人たちから患者さんにとって特別なものごとに関する情報を得ておくとよい。例えば、患者さんがかつて鳴らした笛や太鼓の音、地車のお囃子、エレキギターの

演奏、特別好きだった歌や映画、楽しかった経験を想起させる音楽、子供や家族・友人の歌う声、興味を示す音楽や話題、楽しいピクニックの思い出話、愛車ポルシェのエンジン音の格好よさやデザインのよさなど、患者さんの前でくりひろげる会話はとてもよい刺激になり、記憶をよみがえらせることになる。

音楽——原則として患者さんが日常聴いていたものがよく、それを生で再現するのは難しいにしても、できるだけそれに近い音源の楽器や楽曲を演奏する。例えばエレキギターの好きだった患者さんなら、エレキギターを聴かせるだけでなく、さわらせて弾かせる。患者さんの楽器を使って弾いて見せると、反応が期待できる。

家族の参加——セッションに孫や子供に参加してもらって歌声を聴かせると、患者さんの意識を覚醒させるだけでなく、喜びの表情まで引き出せる。また、トランポリンに乗せて患者さんの目の前に座らせて一緒に跳ばせてみると、患者さんは表情を変えて、子供を抱くなどのしぐさを無意識にする。こうした行動を自然に引き出すことがとても重要である。記憶している事柄や人物を確認し正確に思い出すセッションは、かつての生活を思い起こさせる力になる。これらの行動や反応を観察し、患者さんの状態を把握し、今後の療法展開の参考にする。こうした家族参加と協力による療法の展開こそ、意識障害の治療には必要なのである。

変化の観察——看護師や家族には、患者さんの病院での日常生活の変化をみるため、食事の仕方、関心のもち方、友人の声や音楽の録音を聴かせたりビデオやテレビの番組を見せたときの反応、特別関心を示す音楽や出来事、友人や教え子など見舞客への対応のようすを観察・確認し、報告していただく。たとえ小さな変化でも、それは意識障害から回復への一歩であり、今後の療法展開とリハビリテーションを有効に進めるためのヒントになる。

7-5 ● 使用する音楽とセッションの進め方

選曲──患者さんの好きな曲を動的なものと静的なものに分け、トランポリンの上下運動用と休憩用に選んでおく。

リラクゼーションとして適した曲は、比較的テンポの遅い旋律やきれいなハーモニーの音楽がよい。リハビリテーションで使用する音楽の選択は患者さんの好み以外に、その時々の表情や療法内容に合わせて決定する。例えば、手足のリハビリ運動には動きのあるリズミカルなもの、マッサージにはゆったりとした旋律の流れのあるもの、言葉の理解度を確かめたり、発音矯正および会話を主体とするセッションの場合は意識を集中させるため、音楽を止める。嚥下・摂食なども注意を要する時は音楽のないほうがよいこともある。基本的には療法の実施・展開はトランポリンを跳ぶときと同じく、患者の前にいるセラピストが主導的に指示を出して行う。

コミュニケーション法の確認──療法に先立ち、患者さんとのコミュニケーション方法を確認しておく。例えば、頭を左右に振る、頭を上下に動かす、声を出す、手を握り返す、まばたき、手・指・足を動かしてサインするなど、患者さんの能力・手段・利便性を考慮して質問への返答法を決めておく（7-6「意志の疎通方法」参照）。ケースに応じて伝達器具を活用することもできる。握る力のある患者さんの場合、棒状の握りセンサーでブザーを鳴らして意志伝達できる。また、自動ドアにあるような光センサーでの意思伝達も可能である。さまざまな表情変化から患者さんの意識状態を分析し、認知・認識・運動レベルに合わせた能力評価に基づき療法実施計画をたてる。

合奏・ゲームの導入──それぞれの患者さんの治療計画に沿って、発声練習や、嚥下訓練、歩行練習を行うが、その前の楽しみとして、患者さんの好みやその時の状態に合わせて、ハンドベルやマラカス、拍子木を鳴らすなど、一緒に音楽を演奏するセッションを設けるとその後のリハビリテーションがやりやすくなる。

音楽に合わせての楽器演奏は、運動指令系を活性化する総合的なリハビリテーションでもあるだけでなく、側頭葉の言語領域・前頭葉の意思決定領域などを合わせた、聴覚と連動した高次脳全体の刺激になる。

また軽快なスウィングジャズにのせて、じゃんけん、風船遊び、ビーチボール投げなどのゲームをすると効果的である。

セッション後に──音楽と運動で脳機能全体が活性化された後、トーキングエイドによる単語・会話練習、また、可能な患者さんには文字書き練習、算数問題解答などの高次脳機能回復にむけたセッションを実施すると反応がよい。

7-6●意思の疎通方法

- 指を曲げてYES/NOを知らせる。
- 瞼を開閉することでYES/NOを知らせる。
- 手を握ってYES/NOを知らせる。
- 首や頭を振ってYES/NOを知らせる。
- 右を向いて左を向いてYES/NOを知らせる。
- 握ると音の出るおもちゃでYES/NOを知らせる。
- 音声発声ボードを押さえてYES/NOを知らせる。
- 文字盤を使って意思を示す。など

留意点──上下運動中は、トランポリンを押すまわりの看護師や家族が患者さんに呼びかけ、歌を歌ったり、思い出話や日常の話をするとよい。患者さんは話を聞いていないように見えても内容を理解している場合がある。私たちはそれに気づかず無神経な発言をしていることがある。「こんなことして無意味じゃないの」、「もうだめだよ」といった否定的発言は、セッションの協力者の気運をそぐばかりでなく、患者さん自身のやる気を失わせてしまう。決してこのような発言はしてはならない。

7-7 ● ケース報告

Case ❶ K・Nさん (29歳 男性) ほぼ脳死状態からの奇跡的回復例

疾患名──左急性硬膜下血腫、脳挫傷

現症──1999年9月3日、午後8時00分、自転車で道路を横断中2トントラックにはねられる。8時15分搬入時、血圧62mmHg、瞳孔両側中等度散大、対光反射緩徐、意識レベルⅢ-100、頭部CT：左大脳半球に急性硬膜下血腫を示し、中心偏位を伴う。頭部単純X線写真：後頭骨骨折、CT後左瞳孔散大(5mm)右3mm、対光反射消失。

手術──午後11時開始。急性硬膜下血腫除去、外減圧術。術中脳腫脹が強く、硬膜を閉鎖することできず終了。

術後の治療と経過──❹ バルビツレート昏睡治療：1999年9月4日午前2時より開始し、9月12日中止。❺ 人工呼吸器により血中炭酸ガス濃度を25-30mmHgに維持。❻ 高浸透圧利尿剤の投与。

手術直後には、頭部CTで両側前頭葉に脳挫傷や浮腫、左後頭葉に脳梗塞が認められ、光に対する反応もなかったKさんは、驚くべき生命力で自発呼吸を回復。1か月たたないうちにICUから一般病棟へ転出。

音楽運動療法実施──10月には摂食訓練もはじまり、写真を見せると追視するようになったので、11月から音楽運動療法を開始することにした [▶図7-2]。

第1回(1999年11月2日：発症から2か月目) 開始時：両眼の自発開眼良好、右方に眼を向けない。左上肢の自発運動は命令動作が困難、右上下肢の運動なし。経口摂取は量少なく時間がかかる。

療法中：両眼をキョロキョロさせ右方も向く。左手で身体のバランスを取ろうとし、施行者の脚を持つ。左足母趾付け根を刺激すると、右下肢を少し動かす。右側からの声に振り向く。眼が大きく開く。

第2回(11月9日) 音楽のリズムに合わせて左足を動かす。ハンド

ベルを持たせるが動かさない。

第3回（11月30日）　施行前：追視運動良好となる。経口摂取改善、自分で口をあけてゼリーを食べるが時間を要す。心電図装着、起立介助し、数歩歩かせる。

第4回（12月7日）　ギターを持たせても演奏しようとはしないが、ギター演奏に注目し、興味を示す。このことから、彼の好きなロック、エレキギター曲を音楽運動療法の中心に展開する。

第6回（2000年1月11日）　エレキギター演奏に興味を示し、演奏者の動きを目で追う。しかめ面が穏やかな表情になる。歩行器を使用して歩行する（約5分）。左下肢の踏ん張りがきかない。

第7回（1月25日）　脳波測定、嫌な顔もせずに静かにしており、眼が大きく開きまわりへの関心を示す。立位姿勢保持できる。

第8回（2月8日）　自分のギターを持たせると左手でフレットにふれる。直径120センチの大きなメガボールにうつぶせにすると、両肘で身体を支えようとする。腰を少し支えるだけで立位姿勢良好。

第10回（2月22日）　施行前：車椅子に座り左足を使い少し前進可能。施行中：ロックに合わせてモンキータンバリンを動かす動作あり。

第11回（2月29日）　左手でピックを持ち弾こうとする。立位で後ろから支えると、ひとりで歩行できる。右足も前に出そうとする動きあり。

第12回（3月7日）　左手で箸を使って食事を始める。立位保持、歩行の改善あり。

第13回（3月14日）　介助を要するが自分で車椅子からトランポリンに移ろうとする。立位でトランポリンの上下運動を行う。療法後、病室であっち向いてホイのじゃんけんができる。

第14回（3月21日）　右手でバチをもち、それを口元に持っていってバチをなめる動作あり。終了時、左手でバイバイをする。入浴中にお湯が「あつい」と声にならないが口が動く。最近、家族によく怒り、命令に反抗する。しかし、療法のスタッフの呼びかけには愛想笑いをする。

第1回目のセッションのようす

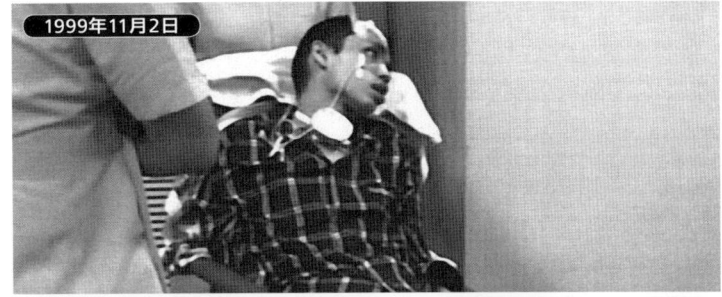

1999年11月2日

第1回目から家族も参加

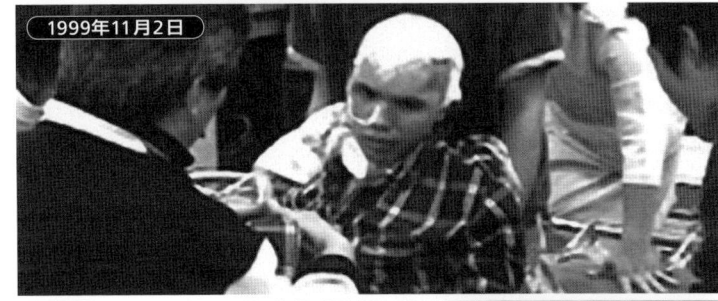

1999年11月2日

5か月目には奥さんに煮物の蕗をつまんで食べさせる優しい心づかい

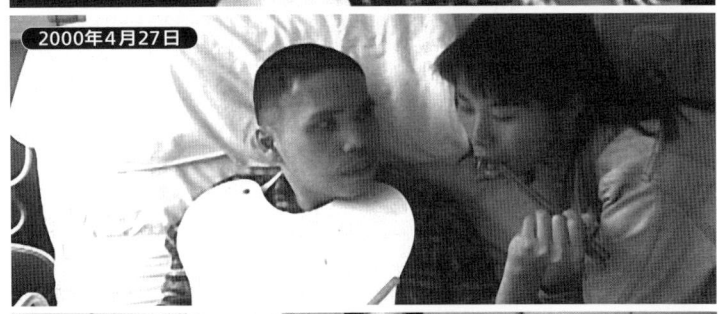

2000年4月27日

7か月目には正確な発音でクラプトンの『ティアーズ・イン・ヘブン』を歌うまで回復

2000年6月6日

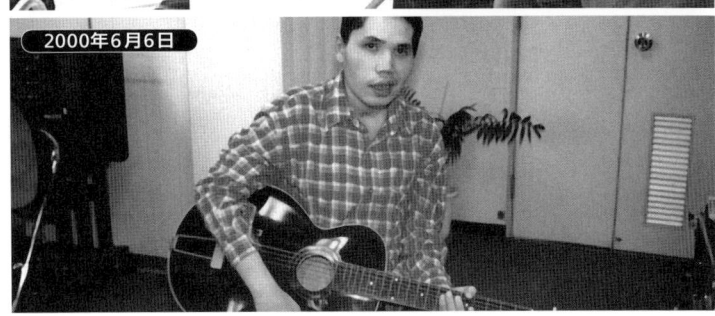

▶図7-2──Case❶ K・Nさんの回復プロセス

第15回（4月4日）　左手でハンドベルを持って、音楽に合わせて動かす。歩行では右下肢を前に出そうとするが、爪が引っかかり困難。リハビリで歩行訓練中、右足も自分で前に出そうとする。

第16回（4月11日）　立位で首からギターを下げさせると、左手でGやC7のコードを押さえる。右手で弦を弾こうとする動作あり。

第17回（4月18日）　ウッドブロックを叩く。後ろからの支えで歩ける。はっきり声は出ないが、「ありがとう」と発音する。ポータブルトイレの訓練始める。座ると排尿あり。

第18回（4月25日）　トランポリンにフィジオロール（ピーナッツ型のボール）を置き、その上に乗って上下運動する。子供に「イナイイナイバー」をする。子供と一緒にトランポリンを跳ぶさい、右手で子供をしっかりと抱く。支えられて歩くさい、右足を前に出すのが上手になる。

最終回（5月2日）　写真を撮るのに左手を上げ、「ハーイ」の口をして答える。主治医前田行雄先生や子供の名前を呼ぶ発声練習をするが、口はあけられても声は出にくい。少し後ろから支えると歩けるようになる。

まとめ──K・Nさんのケースでは、療法を始めて約1か月後には、水が飲めたり、尿意を示したりといった効果があらわれた。2か月後には食欲がでて食事の経口摂取ができるようになった。3か月後、自分で何かしようと動き、指示に従うが反対に家族には拒否したりする。この時期「熱い」や「寒い」など生理的な反応を訴え、言葉で伝えようとし唇を動かすようになる。

4か月前後から目的行動がみられ、文字書きのような知的活動をするようになり、歩行意欲がみられる。5か月後、ギターを弾くなど、運動と知的動作をともなう行為をする。ひとりで自動販売機からジュースを出そうとする。自我を出すようになる。

6か月後、家族と医師や看護師など、他人の構成と自分のおかれた状況を把握し、人の関係を意識し行動する傾向がある。例えば「イ

ナイイナイバー」や「あっち向いてホイ」のじゃんけんを義理でするなど、他人に対する配慮が愛想笑いに読み取れ、社会性が見受けられる。

Case ❷ D・Tさん(31歳　男性)　家族友人関係が有効に機能した例
現症──2006年1月15日、バイク事故で救急病院に搬入されたときは、JCS200、右側瞳孔散大し、頭部CTで脳室内出血と外傷性クモ膜下出血がみられた。減圧開頭術を受けたが意識障害が遷延化しているため、気管切開術を行った。他施設で脊髄刺激装置(DCS)を設置され、胃瘻造設、気管カニューレ抜去されて、2008年3月27日石切生喜病院に入院した。

入院時、右上肢に軽度の自発運動があったが、表情の変化もなく、指示に応じず、経口摂取も不能であった。

音楽運動療法実施──回復過程は以下のとおりである。

第1回(2008年3月25日)　きょろきょろとまわりを見る。頭と首はしっかり立てられる。「歌っている人を見て」の指示に従える。唇で意志を伝えようとする。

第2回(4月1日)　目の動きが速くなり、ベルを持って鳴らせる。アロマオイルのジャスミンを嗅がせると反応あり。チュッパチャップス(ストロベリー)を口に入れる。「おいしい？　もっと食べたい？」の問いに食べたいと右手で握り返す。するめもかじる。

第3回(4月8日)　家族の「こっち向いて」の声にすぐ反応して見る。右肘を押さえると「痛い」と口を開ける。表情変化が増える。

第4回(4月15日)　アロマオイルのイランイランを嗅がせると目が大きく開く。ベルガモット、ペパーミントには無反応。ラベンダーには鼻がピクピク動いた。都昆布を口元に持って行くと口をあけてくわえる。また、ペロペロキャンデー(オレンジ)を見せて、一度口を閉じてもらい「食べたかったら開けて」の指示に開けて食べる。メガボールを初めて使用。うつぶせでの前後運動の後、立位姿勢を保持させる。

第6回（5月6日）　よく笑うようになる。自律神経の安定により手に汗をかかなくなり、リズムに合わせて手を動かせるようになる。ペロペロキャンデー（ピーチ）を見せると口を開ける。しかし「おいしかったら右手を握れ」の指示には答えない。「右足をのばして」や「押して」の指示に反応する。右足の伸縮とまばたきでのYES/NOコミュニケーションが可能。喜怒哀楽を表す。どんどん表情が豊かになる。発声が増える。メガボールの刺激の後、立位姿勢を保持させると以前より頭と首がしっかり立てられる。

第7回（5月13日）　朝、下痢で気分すぐれず不機嫌なようす、「どこが痛い」の質問に足を動かす。支えなくて立てるようになる。ピースサインを出そうとする。

第8回（5月20日）　若い女の子の友達がたくさん来て、「大策くん」と呼びかけるとすぐにそちらを向く。『バナナの親子』の替え歌で「ちかマンゴ」、「えりパパイヤ」、「まさこマンゴ」に名前を入れ替えた歌を聞いて笑う。パイプ椅子にひとりで座れる。

第10回（6月3日）　目の動き、回りを見渡す頭の動きが速い。リキュールを少し飲む。メガボールの後、歩行練習（介助あり）。

第11回（6月10日）　床に置いた大きいフィジオロールに座って上下動する。安定した姿勢保持ができる。コーラを飲む。おなかを押して腹圧をかけて発声を促すと「う・ま・い」としっかり発音する。コーヒーフロートアイスを食べさせ、「コーラのほうがおいしい？」と聞くとうなずく。コーラをコップで飲む。メガボールによる前後左右刺激の後、立位姿勢を保持させる。

親戚の人が「4＋2＝7？」と聞くと首を横に振り、また、「10？」と聞くと横に振る。「6？」と聞くとうなずく。同じ方法で引き算・かけ算もできるのを親戚の人が発見。認知能力の確認手段として活用する。

最終回（6月17日）　女の友人とダンスを踊る。しかしお父さんとは踊るのは拒否する。パイプ椅子座位保持完全、立位も可能になる。

結果——以下の改善点が確認できた。

ⓐ 意識レベル改善：意識レベル向上・立位姿勢保持。
ⓑ 喜怒哀楽・表現力・意思発現：豊かな感情表出と認知理解力向上がみられた。
ⓒ ユーモアのセンス発見・歩行：高次脳機能（認知・発声）。
ⓓ 姿勢保持とダンス・趣味選択。
ⓔ PVSスコア：状態スケール　5→10、反応スケール8→18、計13→28に改善。

考察と今後の課題——患者さんと親しい関係の人が算数の問題を問うなど、新たな意識レベルの確認方法がもたらされた。家族や友人が、療法中に新たな能力の獲得に気づき、現場で療法者に情報を伝えること（情報の共有化）で、能力をさらに高めるような療法を開発することができた。患者さんの意識や高次脳機能の状態の変化を確認する方法は、まだまだ工夫の余地があることを痛感した。
コミュニケーションの取り方の工夫により、患者さんの高次認識能力を確かめることが可能であり、とくに患者さんと親しい人による関わり方が療法の展開に重要である。

Case ❸ Y・O君(13歳)　足や指で意思表示できるようになった例
現症——2005年4月24日、歩行中にバスにはねられ受傷。左急性硬膜下血腫、右大腿骨骨幹部骨折、意識障害と診断された。
同年10月17日、石切生喜病院に転院した。他院における理学療法では左膝関節の拘縮は改善せず。
音楽運動療法実施——回復過程は以下のとおりである。
第1回(2005年10月18日)　転院翌日から療法を開始。療法開始時、自発開眼はあるが指示には応じなかった。四肢麻痺、両上肢屈曲、両下肢伸展位を示し自発運動はみられなかったが、疼痛刺激による右上肢の逃避運動、左足首を少し動かす反応はみられた。
第2回(10月25日)　オレンジジュースを飲む。するめを噛む。

第3回（11月1日）　トランポリンをしながら、拘縮を緩和するためにマッサージをするほか、手足の屈伸運動を行う。左足が少し曲がるようになる。

第4回（11月8日）　母親の顔をしっかり見る。ゼリーを吸う。

第5回（11月15日）　口はあけにくいが、ヨーグルトドリンクを上手に飲む。

第6回（11月22日）　ヤクルト、オレンジジュースを飲む。ジャガリコが歯に当たると噛むが、口に入れるとあまり動かさない。

第7回（11月29日）　右足が曲がる．左足も動かせるようになる。しっかりと相手を見る。チョコレートをデザートスプーン3杯食べる。ヨーグルトドリンクをごくごく飲む。

第8回（12月6日）　心拍数はやく、あくびが多い。血圧も低い。

第9回（12月13日）　言語の理解はしているが発声は困難。さきいかを噛んではなさない。顔の表情が穏やかになる。

第10回（12月20日）　肩がはり首が固い。ひざは柔らかくなる。心拍数あがる。「左足を動かして」の指示に左足を動かす。

第11回（12月27日）　座位可能。手をしっかり握れる。

第12回（2006年1月10日）　右腕、左膝が曲がるようになる。マンゴプリンを食べさせ、「おいしかったら足あげて」の指示に足をあげる。リンゴジュースをごくごく飲む。

最終回（1月17日）　足を開閉できるようになり、足でじゃんけんもする。

結果──以下の改善点が確認できた。

ⓐ 左膝関節の拘縮は改善し、軽い屈曲が可能になった。

ⓑ まばたきと左足の屈曲運動で、好き嫌いやYes/Noの意思表示が可能になった。話を聞いて笑い、表情が豊かになった。

ⓒ 左手が徐々に動かせ、ゲームができるようになり、最近（3か月経過後）では文字を書く訓練も始めている。

ⓓ PVSスコア：状態スケール7→9、反応スケール7→17、計

14→26に改善。

まとめ——本療法によって意識レベルと身体機能が改善され、コミュニケーション能力を回復した。足を動かすことで意思表示ができるようになり、酸味はわかるが、甘味は感じられない味覚障害があることが判明した。味覚障害が摂食訓練に影響をおよぼすことを教えてくれた。

足の動きにより患者さんの意志や認知能力を正確に把握できるようになり、闘病意識を高める道具やセッション法を知るのに役立った。

Case ❹ Y・T君(11歳)　回復期の療法実施により急速に改善した例

現症——2007年9月28日、キックボードで道路横断中に自動車にはねられ受傷。救命救急センター搬入時GCS 7点(E1,V2,M4)、除脳硬直肢位。

頭部CT所見：外傷性クモ膜下出血、脳挫傷。その他、前頭骨骨折、肺挫傷、恥骨骨折、第3、4左指基節骨骨折あり。気管内挿管を受け、脳圧測定センサーを挿入して保存的治療を受ける。

2007年11月26日(発症後59日目)、石切生喜病院に紹介入院

状態スケール　7点　　反応スケール　9点　合計　16点

入院時所見：頭部CTでは　両側前頭葉、左側頭葉に脳挫傷、右硬膜下水腫を示す。追視運動を示す。指示に応じない。発語なし。経口摂取不能。痛み刺激に逃避反応あり、表情の変化を示す。四肢の自発運動は乏しく、強い屈曲拘縮を示す。

目的——身体の筋緊張緩和　嚥下運動改善　発声

音楽運動療法実施——回復過程は以下のとおり。

第1回(2007年11月27日)　チュッパチャップス：飲み込みできる。

選曲：オレンジレンジ、『以心電信』大好き。

第2回(12月4日)　『勇気りんりん』の音楽演奏で入室歓迎。

改善点：ハンドベルを持つ。右手マッサージにより手が伸ばせる。左足は屈曲したまま。

選曲：クリスマスソング『ジングルベル』、『赤鼻のトナカイ』、『サンタが町にやってきた』など。

第3回（12月11日）　サッカー大好き少年なのでサッカー応援歌『オーレオレオレオレ』の演奏。サッカーボールを持たせる。「好きな曲しようか？」にまばたきして答える。表情よく、眼の動きが速くなる。指示に従い、指を動かすようになる。病室で食事を少し食べる。

選曲：アニメソング『以心電信』、『ドラゴンボール』、『YOUNG MAN（Y.M.C.A.）』、『となりのトトロ』、『忍たま乱太郎』、『勇気りんりん』、『クレヨンしんちゃん』、『ナージャ』など。

第4回（12月18日）　右人差し指動かせる。眼に力が出てくる。20日から経口摂取開始。

第5回（12月25日）　周囲をキョロキョロ見渡す。「あ・う」が言える。サッカーボールを渡すと両手を広げてつかむ。ヘディングする。

第6回（2008年1月8日）　トランポリン上でサッカーボールを指で転がす、足でもける。右手はマッサージや肘を支えての屈伸により、徐々に動かしやすくなる。トランポリン上で立位、「バンザイして」に手を挙げる。後ろから支えた姿勢でボールをけり、ヘディングもする。終わって「イエーイ」をする。ボールに書かれた自分の名前を見て発音する。

意識レベル改善。応対が良くなり、笑顔が出現、介助歩行可能。発語出現、刻み食を食べはじめる。

第7回（1月15日）　入ってくるなりピースサイン。トランポリンに自分で乗ろうとする。自分でトイレに行く。友達がきても笑うだけで言葉はでない。年齢に合わせた言葉づかいを探して「あ・ほ・か」の発声練習をやってみる。口はあけるが声が出ない。お腹を押して「ハメハメハー」の発音をさせてみる。息を出した後に発音させると声が出せるようになる。「昨日マグロのお寿司食べた？」の問いにうなずく。トーキングエイドで「あいうえお」を押させてみるがおもしろくなさそう。それではと「ゲームのほうが面白いね」と言うとくち

びるで「お・も・し・ろ・い」と答える。チョコレート食べる。
選曲：『オーレオレオレオレ』、『以心電信』、『Y.M.C.A.』の曲には手のジェスチャーをする。

第8回（1月22日）　声が出て「よろしくお願いします、野田先生」と話す。先週の療法後、病室に戻り妹に向かって「あ・ほ・か」と言ったとの報告あり。「音療に何持って行く？」に「チョコレート」と答える。会話が成立し自力歩行も可能になった。

第9回（1月29日）　療法室に入ってトランポリンのまわりを歩く。立位姿勢でトランポリンを跳ぶ。ギャグを言うと笑う。反応よし。

第10回（2月5日）　足の痛みなくなり、床でバレーボールをする。ひとりで立ってグーパーを両手でする。だんだん力強くできる。
選曲：『ちびまる子』、『クレヨンしんちゃん』、『イケナイ太陽』、『以心電信』など。

結果──以下の改善点が確認できた。
ⓐ PVS スコア：状態スケール7→10、反応スケール9→20、計16→30（満点）に改善。
ⓑ 音楽運動療法に加え、事故前に興味があったダンスやサッカーなどの運動を取り込んだこと、彼にとってインパクトのある言葉を使って発声を促したことなど、意識の集中や自発性を誘導させるプログラムを取り入れたことが、有効であったと考える。
ⓒ 重症の頭部外傷患者さんは、できるだけ早期にリハビリテーションを開始することが重要である。

まとめ──本症例のように、救命救急センターとの連携で、回復早期に音楽運動療法を開始することが、良好な結果につながることが示された。

Case ❺ H・M君（10歳）　多彩な選曲で意欲が向上した例
現症──2003年8月、交通事故により脳挫傷を発症し、意識障害

が継続した。

音楽運動療法実施——発症5か月目より、月1-4回、30分間、58回施行。

第1回（2004年1月20日）　『ナージャ』の音楽に大喜び。声を出して笑う。

第2回（1月27日）　口にものを入れられるのを嫌う（今までのリハビリでの影響）。

第4回（2月10日）　哺乳瓶で液体が飲める。追視可能。

第5回（2月17日）　ストローでカフェオレを飲む。「いや」と言う。

第6回（2月24日）　食事を50口ほど食べる。

第7回（3月2日）　急によく食べるようになる。鼻のチューブを自分で抜く。眼振なくなる。

第12回（4月6日）　飲み物を眼で追う。発声多くなる。泣き顔する。

第15回（4月27日）　発声練習「う・ま・い」、「ママ」、「ばば」が正確に言える。

5月28日以降は在宅療養になる。

第20回（9月14日）　立てるようになる。

第22回（10月12日）　歩行6メートルほど。

第24回（11月30日）　「チュン」は良い意味で「ツン」は嫌なときに言う発音。「おいしー」と発声。

第25回（12月14日）　「いち」、「しー」、「はち」、「あつい」、「いちゃい」（痛い）、「じーちゃん」、「あーちゃん」、「ばーちゃん」の発声。

第26回（2005年1月11日）　喜怒哀楽がはっきりしてきた。

第28回（2月8日）　前から手を持って上手に歩く。

第35回（5月24日）　図鑑を見て「ちょうちょ」と言う。

第37回（6月21日）　家で友達がお菓子を食べているのを見ると怒る。寝返りができるようになる。

第40回（8月2日）——「ひろくんおはよう」に「おはよ」と答える。PLの花火大会の音を怖がる。30日には自宅で階段を歩く練習。

第42回（9月13日）　スプーンを持ってマロンプリンを完食。「おい

ちー」と言う。

第45回（11月8日）　左手の握力が増す。テレビの怪獣、事故の場面が恐い。

第53回（3月14日）　「頑張れ」と言うと怒って発作をおこす。ボンゴを叩き喜ぶ。

第54回（3月28日）　嫌なことがあると発作が起きる。

第56回（4月25日）　ミュージックベル（ハンドベル）を全部トランポリンに乗せて鳴らすとすごく喜ぶ。

ポイント――選曲には以下の点に配慮した。

❶ 音楽は、H・M君がよく視聴しているアニメ曲中心。トランポリンの上下動時には、ビート感が強く、和音進行が単純でフレーズが短く、インパクトが強い歌詞をくり返す楽曲を選ぶことで意識集中を促した。『クレヨンしんちゃん』など。

❷ 立位姿勢での上下動や歩行訓練時は、もっとも好きな『ナージャ』や『スッカラ スカンク』などの曲を用いて、意欲や忍耐力を向上させた。

❸ 振り付けのある曲や身体運動を誘発しやすい『アルゴリズム体操』の曲を用いて、上肢の関節可動訓練を行った。

さまざまな色の名称や動物の鳴き声を真似する楽曲『ぞうさんのぼうし』を用いて、楽しませながら認知面へのはたらきかけを行った。

❹ 嚥下訓練・言語訓練時には、無音の状態にすることで、意識集中を促した。

結果――以下の改善点が確認できた。

❶ 療法時、喜びの感情を豊かにあらわすようになった。

❷ 現在は介助により歩行が可能となり、上肢の関節可動域が拡大した。

❸ 嚥下機能向上、一語文での発語がみられるようになった。

❹ PVSスコア：状態スケール8→10、反応スケール9→18、計

17→28に改善。

まとめ───音楽運動療法は、効果的に選曲することにより、子供の情動を刺激し、意欲を引き出すことができる。とくにテレビで見るアニメの音楽は子供にとって日常生活に密接に結びついているので有効に活用できる。想起されるイメージの美しさ、楽しさにくわえ、物語のヒーローは自分のなりたい姿でもあるので愛着度は高く、展開の早さは刺激となる。
強制的な訓練とは異なり、楽しみながら運動機能を回復しつつ、意識集中を促す本療法は、とくに小児患者にとって重要である。すなわち身体で覚える感覚が機能獲得・回復になる。

Case ❽ T・Yさん（71歳　女性　多発性脳梗塞）　植物状態を未然に防いだ例

既往歴───高血圧症、糖尿病、多発性脳梗塞による右片麻痺と失語症（2001年7月）

現症───2007年2月18日、自宅で練炭による一酸化炭素中毒で倒れているところを発見。他院で急性期治療を受け、発症6日目に2月24日石切生喜病院に転院。転院時所見、PVSスコア：16。傾眠状態、言語障害（簡単な質問に答えられる程度）、嚥下障害（経口摂取可能）、経管栄養開始、右片麻痺（右上肢巧緻運動障害、支持のもとに少し歩行可能）、練炭による左下肢に熱傷。

治療───高気圧酸素療法を16回施行（2007年2月24日-3月13日）。当初、問いかけに応答していたが、意識障害が進行し言葉を発しなくなる（遅発性の神経症状出現）。

音楽運動療法実施───発症1か月後から療法開始。

第1回（2008年3月20日）　口は開けたままで無表情、追視はあり、まわりへの関心はある。表情変化は痛み刺激の時だけ。発声なし。トランポリンの上下動と音楽の演奏で少し表情は変わり、目をキョロキョロさせてまわりに関心を示す。

第4回（4月10日）　この日まで徐々に覚醒レベルはあがり、嚥下訓練も少しずつ進む。しかし、問いかけへの応答、表情の変化、発声はない。

第5回（4月17日）　反応がなく無表情だったので何か笑わせる方法はないかと『バナナの親子』に合わせてフラダンスを踊ってみせた。曲の幼稚さとフラダンスの馬鹿らしさから苦笑した。それを契機として感情表現が豊かになる。

第6回（4月24日）　麻痺している右手がよく動くようになる。

第7回（5月8日）　単純な文章の応対が可能になり、アイスクリームを食べ、「おいしい？」と聞くと、うなずく。簡単なコミュニケーションがとれ、経口摂取が可能になる。

第8回（5月22日）　話をしている人の顔を見ている。

最終回（5月29日）　療法終了時から意識レベルも落ちず、飲みたい飲み物（紙パックのお茶）を選んで左手でもち、右手でストローをもって飲むことができた。元気なようすなのでお化粧をしてみた。自分で口紅を塗り、「きれいになった」など先生たちの冗談を聴いて笑う。

結果──改善点は以下のとおり。

ⓐ　嚥下能力：転院時、食事はできたが、しだいに食べられなくなっていた。療法開始時、お茶を2、3滴飲み込む程度だったのが、ご飯を食べられるようになった。

ⓑ　右手片麻痺：基本的には強く残っているが、日常生活ではスプーンを口に運べる。また、指示どおりに右手をあげられるようになる。

ⓒ　発声：言語障害は残っているが、簡単な言葉は発声できるようになった。

ⓓ　PVSスコア：計16→29に改善。

まとめ──好きな音楽だけではなく、時には年齢不相応な音楽や突飛な選曲で患者さんに新奇性を体験させると、自発性を引き出せる。音楽の選択によって情動への揺さぶりが可能であり、意識覚醒とコ

ミュニケーションの確立への糸口になると考えられる。

Case ❼ K・Tさん（32歳　男性）　在宅療法を間にはさんだ改善例

現症――1997年3月、交通事故による脳損傷。右急性硬膜下血腫、脳挫傷、全盲、四肢拘縮、両下肢尖足位。右上下肢にわずかの自動運動あり。

第1期音楽運動療法実施――1998年6月30日から最終回10月23日までの6か月間、週1回の療法実施により、ひとりの介助で起立保持可能になる。気管切開部を手術し閉鎖。一度だけ入浴時「寒い」の発語があった。また、最後のセッションでも「ありがとう」と聴き取れる発声があった。

他医院での手術――1998年11月2日DCS装置埋め込み手術施行。

在宅療養開始――1999年より父親がセラピーボールを使用した上下運動中心の療法をはじめたが、数年後から上下運動を行うと、刺激が強すぎたのか怒り出すようになる。

音楽運動療法再開――2003年4月15日より石切生喜病院外来通院にて、週1回実施（2007年5月22日まで実施）。

頭部CT所見――右大脳半球の脳挫傷、水頭症、頭蓋骨感染のため骨形成術未施行。

目的――情緒安定、認知機能および嚥下機能回復。

方法――トランポリンとメガボールを使って覚醒レベルを上げて表情の変化があらわれるような会話やお話、ギャグを療法中に行う。また、嚥下能力を高めるためさまざまな食品や刺激物を与えて反応を観察する。

初期――5月20日から情緒の安定を図るためトランポリンを使わず、メガボールによる横揺れリラクゼーションを行い身体の緊張をやわらげる。8月にはジュースが少し飲めるようになり、9月には自宅から岸和田の地車に出かけ、家で風呂に入った時に「寒い」と言う。2004年3月には音楽に合わせて声が出てくる。まわりの人の話を聞いて笑顔になり、発声もある。4月には甲子園の選抜高校野球に

出かけ、ブラスバンドの音をじーっと聴く(かつて名門高校野球部員)。
7月から朝トイレに座り排便練習開始。排便3回に1度成功する。
7月末、1年ぶりにトランポリンに乗せると怒るが、すぐ声を出して笑う。会話を聞いているようす。「わかったら声を出して」の指示に発声あり。
10月には「親指立てて」の指示に応じる。サインに使える。
2005年5月、プールに通いはじめる。8月には音楽に合わせて歌うようすを示し、発声が長くなる。

中期──2005年9月6日以降、好きなはずの尾崎豊の歌に怒り出すため、最近の流行歌を聴かせつつ、トランポリンによる上下運動を行うと徐々に情緒の安定を取り戻す。同じ曲のくり返しは逆効果をもたらすこともある。

2006年に入って排便が完璧にできるようになる。ヘルパーさんの「おふろですか」の質問に親指を上げてOKを示す。「プールもう出ますか」には右手を上げる。笑顔がよく出る。この3年間入院することがない(免疫力向上)。4月にはおなかを押して発声練習すると、「あいうえお」に聴こえる発声あり。5月には『いちご白書』を集中して聴き、内容を聞いて笑う。「もう少し飲むなら声を出して」、「終わって欲しかったら声出して」に声を出す。おなかを押さえて声を出せると「やーめーて」と少し口を動かす。

後期──2006年6月20日 トイレにひとりで座る。7月には 昔話や落語などの話を聞いて笑う。9月、発声は困難であるが「あ、うー」の声が出せる。好きなセラピストの声を聴くと、嬉しそうな表情をする。10月、「あ・い・う・え・お」の発音ができるようになり、日本昔話を話すと集中して聞いている。

11月、1週療法がなかったからか「療法を楽しみにしていた」とヘルパーさんの報告あり。12月、『トルコ行進曲』を聴く。頭をしっかり支えている。

2007年2月、スタンダードナンバーを聴く。「つねに同じ人はつまらん」の言葉に笑う。『少年時代』や『Everything』を聴いて歌ってい

149

るように見える。3月、「皆でフランス料理を食べに行こう」と話したら、声を出して笑う。4月、カレーうどんの話に大きな声を出して反応あり。ショパンのピアノ曲を聴かせると、熱心に聴いている。現在は、メロディを歌う練習もはじめている。

ゼリーなどの嚥下や、ストローでお茶やジュースを飲む練習も、継続中。クリスマスにむけて「KUNIちゃんとフランス料理を食べる会」を目標に、肉じゃがやおかゆ、果物などを食べる練習をしている。

結果――改善点は以下のとおり。
ⓐ 外傷後10年近く経過した後に外来で療法を再開して効果をあげる。
ⓑ 情緒の安定が得られコミュニケーション能力が向上した。
ⓒ まわりの人々の会話を理解し、状況に応じて笑う。
ⓓ 好きな人の声を聞き分け、嬉しそうな表情を見せるなど、現在進行していることへの感情表出が見られるようになった。
ⓔ 新しい音楽に興味を示す。
ⓕ ジュースやスープ、おかゆが食べられるようになった。
ⓖ 排尿排便がスムーズになる。

Case ❽ Y・Mさん(40歳　女性)　失語症のリハビリテーション
現症――2001年8月、左内頸動脈瘤破裂で倒れる。脳動脈瘤根治術後、脳血管攣縮による左大脳半球の広範囲の脳梗塞が出現。意識障害が回復後、強い右片麻痺と失語症を残す。他院での言語療法に改善が見られず、コミュニケーション成立せず(巻末表05「音楽運動療法評価法❸」参照)。
音楽運動療法受療のため入院。すべての問いに「あんな」と答える。
目的――話せる言葉を増やし、状況にあったコミュニケーションの確立をはかる。
音楽運動療法実施――経過は以下のとおり。
第1回(2003年2月18日：発症1年半後、当時33歳)　『慎吾ママ』の歌の後「オッハー」と声をかけても「あんな」としか言わない。

第2回（2月25日）　文字盤で好きなケーキを示すと「あんな」にあげると示す。

第3回（3月4日）　『ひょっこりひょうたん島』の歌の音「ま」、するめの「め」、『慎吾ママ』オッハーの「お」をトーキングエイドで押す。

第4回（3月11日）　「おわり」と言うと怒り出す。「あと一曲」と言うと「あんな」と答える。

第5回（3月19日）　『Love Love Love』の曲を歌って聞かせた後「あ・い・し・て・る」と口が動く。『赤いスイートピー』の「あかい」、「スイー」、「あいしてる」を発音する。以後「あ」の歌詞を中心に選曲し歌わせるようにする。

第6回（3月26日）　「あ」以外の曲が増える。『川の流れのように』、『Tomorrow』。

第7回（4月1日）　『おもちゃのチャチャチャ』に合わせてボンゴを叩く。右手を叩くと怒る。歌の口真似歌ができる。

第8回（4月8日）　『六甲おろし』、『おさかな天国』、『大きな古時計』、『赤い靴』。歌える曲（口真似歌）が増える。

第9回（4月15日）　メガボールを使うセッションを試みるが腕が痛いのか、恐いのか大泣き・わめき降ろせと身体を揺する。パイプ椅子に座る。

第10回（4月22日）　『真夜中のナイチンゲール』ほかレパートリーが増える。

第11回（5月6日）　まわりにいる人の名前を復唱する。

第12回（5月20日）　初めての曲を口真似して歌う。歌詞カードを見せる。

最終回（5月27日）　歌詞を発声して歌える曲のレパートリーが増える。新しい言葉を覚えようとする。（トーキングエイドを使って）知っている童謡の先のフレーズを歌う。終了。

以上、約3か月の入院で5月27日までの計13回実施。
PVSスコア：開始時計 28→終了時29。

退院後、2004年4月より1か月に1回のペースにて外来通院で療法を継続中。

ポイント──以下に配慮した。
❶ 可能な発音・発声に関連して展開する。当初、娘の名前である「あんな」しか発しなかった。発声可能な母音「あ」を活用した歌を選曲(『愛してる』、『あなた』、『赤いスイートピー』など)口真似とさまざまな歌詞から発声を増やす。
❷ 発語可能な言葉を軸に、発音・発声のバリエーションを増やす。発声可能は発音・発声を探す。

結果──発語可能な言葉をメロディに乗せることにより、発声が促され、言語数を徐々に増やすことができた。それにともない、まわりの人とのコミュニケーションがとれるようになった。最近は療法中の会話の中に面白いことがあると声を出してうなずくほか、「おはよう」や「さよなら」、「ありがとう」、「バイバイ」の挨拶は自然に声を出せる。また、笑うことも増え、ご主人だけでなく他人を思いやるやさしさが出てきた。

考察──Y・Mさんの失語症の特徴。
❶ 歌詞を知らなくても、ピアノの演奏に合わせてダダダの発声で歌う。
❷ 発声音域に合わせた調性を選ぶと正確に旋律が歌える。
❸ 相手の口を見て発音可能で音程もよい。
❹ 新しい歌は覚えるが言語は覚えようとしない。
❺ 言語発声に意欲がなく聞き方もいい加減。
❻ 音楽に合わせての発声練習は受け入れるが、言語だけだと2回だけでそれ以上しない。
❼ 音楽や歌は覚えようとするが、言葉を理解して発音しようとしない。

まとめ──脳の損傷部が言語領域であるが、強い失語症患者では、強制的に発声を促すだけでは、同じ言葉の反復だけで終わる傾向がある。失語症患者の言語能力の回復・獲得は、音楽運動療法により情動変化をもたらす音楽にのせて言語発声練習すれば、コミュニケーション能力が向上する。すなわち、音楽を聴き歌う神経回路は健全なため、褒め、励まして良い気分にさせて情動系を慰撫し、言語発声の意欲を高めて失語症を改善させる方法がふさわしい。

Case ❾ C・Wさん（65歳　女性）　孫の成長とともに在宅療法

現症──2000年8月16日、クモ膜下出血を発症。交通動脈瘤破裂、クリッピング術施行、その後、脳血管攣縮による、両側前頭葉底部、左前頭葉内側部、右側頭葉、右運動野に多発性脳梗塞出現、強い意識障害、四肢麻痺出現、水頭症に対し脳腹腔シャント術を受けたが、意識障害遷延化し植物状態となる。

音楽運動療法実施経過──2000年12月4日、石切生喜病院に入院、5日から週1回30分の音楽運動療法を計23回受ける。療法開始時は痛み刺激で少し開眼するものの、ほとんど閉眼状態。指示に応じることができず、軽度の筋緊張があるものの、四肢は弛緩性麻痺を示し、自発運動も認められなかった。療法を実施するごとに自発開眼の時間が延長、眼球運動も改善して追視可能になる。家族との面談では笑顔や泣き顔など徐々に感情表現がみられ、右手を握るなど自発運動が出現。支えなしで短時間の座位可能になる。2001年4月3日、孫たちが療法に参加し、トランポリンを押しながら元気な声で歌うと、それまで見たことのない嬉しそうな表情になる。残念ながら発語はなく、経口摂取の改善も乏しかった。6月8日退院後、静岡の病院に転院。

PVSスコア：状態スケール2→8、反応スケール3→13、計5→21に改善。

在宅における実施方法──2005年2月より在宅介護になり、月1、2回のペースで在宅用トランポリンを使用して、家族で音楽運動療

法を施行しながら現在にいたる。2006年の夏、メガボールと立位姿勢を導入してからさらに覚醒レベルが上がり、感情表現がより豊かになる。

在宅療法による変化——石切生喜病院でも、退院時には「泣く」などの感情表出が見られるようになっていたが、足かけ4年の在宅療法の結果、テレビを見て声を出して笑ったり、歌を聴いて泣いたり、孫の行動に一喜一憂したりする変化が見られる[▶図7-3]。
PVSスコア：在宅開始前計21→後25に改善。

まとめ——孫や家族に囲まれての在宅音楽運動療法の実施継続は幸福感を与える。その刺激は退院時の意識レベルを維持するだけに止まらず、認識能力を高め、知的理解力を向上させる。在宅療法は病院とは異なり日常生活を過ごした場所であるため、記憶されているさまざまな出来事、経験、感情などの思いが想起されやすいからである。また、家族による療法は感情をともなったセッションになるため、伝えたい意志や伝えようとする意欲がより強くなり、コミュニケーション能力が正確で密になる。

7-8 ● 今後に向けて

❶ 脳低温療法など、心停止や溺死状態から蘇生した後の低酸素脳症や、クモ膜下出血、脳出血、脳梗塞など内因性のものから、交通事故など外傷性のものまで、重度意識障害患者さんの神経細胞を保護する治療法のさらなる普及。
❷ 急性期から亜急性期移行期の医療技術の開発・発展・医療機関の整備。
❸ 患者さんの自己意識を回復させ、心と身体の統合能力を高める方法の確立、その技術と診断方法の開発。

第1回目のセッションのようす。ほとんど目を閉じていてコミュニケーションできない。

2000年12月5日

目をあけている時間が長くなり、追視ができるようになる。

2001年2月20日

孫たちが療法に参加してトランポリンを押しながら元気な声で歌う。感情表現がきわだって豊かになる。

2001年4月3日

2005年2月より在宅で音楽運動療法を4年にわたり実施。テレビを見て声を出して笑ったり、歌を聴いて泣いたり、孫たちの行動に一喜一憂するようになる。

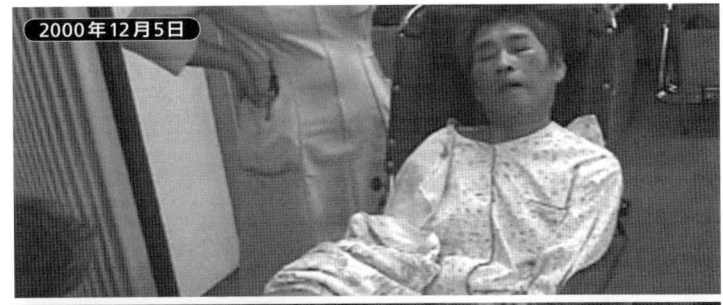

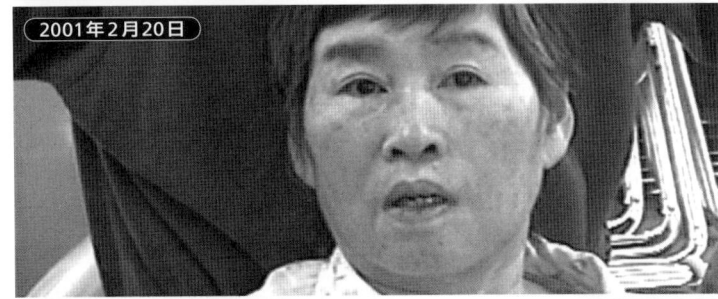

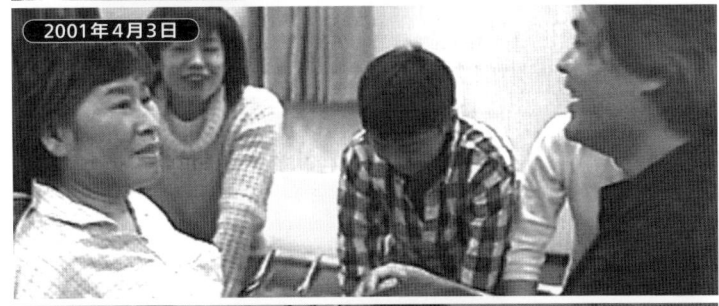

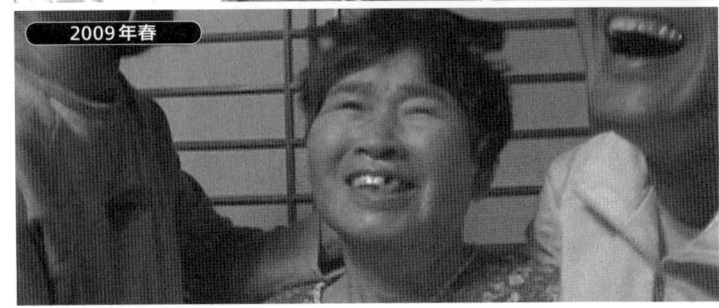

2009年春

▶図7-3──Case❾ C・Wさんの回復プロセス

植物状態の患者さんも、上記の3つの普及・発展にともない、音楽運動療法を根気よく実施すれば回復する可能性がある。本療法は、急性期を脱した直後から治療介入すれば効果的なため、亜急性期の導入が効果的である。

植物状態にしないためには、座位・立位・歩行・言語・摂食訓練を発症から2か月以内のなるべく早い時期から実施し、最低6か月間の集中的な脳リハビリテーションを実施する医療機関の設置とその治療制度を創ることが急務である。

7-9 ● 意識障害患者さんの在宅音楽運動療法

在宅における音楽運動療法の実施と継続は患者さんの意識レベルを向上させ、知的な理解力やコミュニケーション能力を高めるだけでなく、運動能力、排泄コントロールも可能になる。しかし、療法実施には家族以外の療法援助者、協力者が必要である。その任に当たる候補者は友人以外に看護師、理学療法士、作業療法士、介護福祉士、セラピスト志願者などである。

7-9-1 患者と家族

長期にわたる闘病生活は、患者さんにとっても家族にとってもつらいものである。患者さんはつねに介護され、介助されねば何もできない状態なので、しだいに無気力になる。ベッドで寝かされたままの生活になりがちで、生きる意欲まで低下しがちになる。介護する側は、患者さんのケアのほか、病院の診察や介護施設、リハビリテーションへのつきそいなど、片時も気がゆるせない。ヘルパーさんや他の家族・友人の手を借りたり、専門の介護タクシーなどを利用することはできるが、その手配や事前事後のケアは家族にかかる。病院にすすめられるまま在宅療養にしたものの、リハビリテーションがうまく進まず、ストレスが溜まり、その発散場所もないとなる

と、最愛の家族であっても患者さんへの関わりに嫌気がさしてくる時がある。

患者さんと家族を孤立させてはならない。人と人の関わりの原点を確認し、患者さんや家族とともに「生きる意欲を共有する」在宅音楽運動療法は、患者さんのリハビリだけでなく家族の心理的ケアの点でも重要である。

7-9-2 療法の計画と実施方法

まず、患者さんの身体状態が安定しているか、在宅療法の実施に耐えられるか否かを担当の医師に相談する。身体への負担が重すぎないか、血圧や酸素の摂取度、呼吸や心肺の安定などを確かめておく必要がある。カニューレ（管）のある場合は、より慎重でなければならない。療法は、決して専門家の指導なしに行ってはならない。しかし、指導者の監督下で十分な経験を積み、許可されれば家族を中心に療法の実施継続ができる。

実施時間は患者さんの状態にもよるが、メガボールだけのセッションの場合、それぞれのポジションでの刺激を15分‐25分与えるのが適当である。

音楽は、生演奏をしてくれる人が簡単に見つかるわけではないので、CDやMD、テープなど録音物を使用してもよい。メガボールの動きはトランポリンと違って録音された音楽に合わせることができるので、在宅療法に向いている。左右の横揺れや前後の揺れを行った後、ボールを前に足を床に着けて立位姿勢の保持を行う。その後、患者さんの身体状態、能力に合わせて介助歩行、自立歩行を行う。そのさい、患者さんの意識を高めるために鏡を前に置いて姿を映して見せることも重要である。

7-9-3 ミニトランポリン

在宅患者さんのために製作したミニトランポリンがある。金属パイプで骨格をつくりその両端をゴムばねで引っぱり、帆布を上下させ

るトランポリンである。上下運動を家庭で可能にする器具として私が発明考案したものだが、大量生産できないため15万円前後する。大きさは縦50センチ横110センチ高さ50センチほどのミニサイズトランポリンである。大きいトランポリンに比べ振幅は短いが、上下運動刺激には十分である。これに患者さんとセラピストまたは介助者が馬乗りになって、広げた足を床に着け、患者さんに上下運動刺激を加える。後ろの療法者が自分でトランポリンを上下に動かすほか、療法者の背後に立った人が踏み台に乗り、療法者の肩を押してトランポリンを上下動させることで、速度を調整できる。この方法により録音した音楽に合わせることが少し可能になる。

この上下運動も足首や踵を床に着ける姿勢のため、捻挫や擦過傷にならないように気をつける。現在のミニトランポリンでは足の内側が金属パイプや帆布面に当たるため、小さな布団やマットをあてて足を保護しながら実施している。

また、床に滑り止めのマットを敷いて足裏が滑らないようにして、上下運動を利用して上がった勢いで立位姿勢にさせる。その場合は前の介助者が患者さんの両手を持ち、立ち上がるタイミングをはかる。慣れると意外に簡単にできる。患者さんの身長や座高との関係で現在のミニトランポリンではやりにくいケースもあるので、現在、より良いものを開発検討中である。

7-9-4 在宅療法で期待できる改善・回復効果

在宅での音楽運動療法実施により期待できる変化について、参考までに記述する。

❶ 毎日決まった時間にトイレに座る習慣をつけると上手に排尿・排便できるようになる。時に手でお腹を叩いて伝えたりもする(排尿・排便制御)。
❷ 手すりや机などにつかまって立位姿勢の保持ができる。
❸ 手・足・頭が動かせる(指や手首・頭によるYES/NOの返事)。

❹ 歩行が可能になる（自立歩行または介助ありで）。
❺ 発声が多くなる（伝達意思の発現）。
❻ 他人の会話を聴いて表情の変化があらわれる（理解力向上）。
❼ 好き嫌いの表情がはっきりできる（意思・意欲発現）。
❽ テレビ見て笑うなど喜怒哀楽をあらわす（情動発現の正常化）。
❾ 経管チューブ、もしくは胃瘻造設により栄養を摂取している場合でも、ガーゼで包んだ果物を口の中に入れ、歯で噛ませて、嚥下を促すと飲み込める（自然な嚥下反射促進）。
❿ 舌の動きがよくなり、固形物が飲み込める（経口摂取）。

【第8章】音楽運動療法の科学的検証

8-1 ● 植物症患者さんの音楽運動療法の治療効果の統計的検討

目的——植物状態の患者68例を対象に、音楽運動療法を行い、音楽運動療法の効果と問題点について検討した。

対象——米国の多領域共同検討委員会の植物状態の定義[▶図8-1]を満たしている1997年10月から2005年12月までの東大阪市石切生喜病院患者68例。

年齢　13-77歳（中央値：38.5歳）。　男性40例、女性28例。	
頭部外傷	29例
脳血管障害	33例
低酸素脳症	5例
脳炎	1例

実施方法——脳損傷後32 - 1776日（中央値：211日）に開始。1週間に1回約30分、3か月以上継続

評価方法──PVSスコアによる評価方法

音楽運動療法の効果を日本意識障害学会の「慢性期意識障害のスコアリング法」[▶図7-1(124ページ)]で点数化(PVSスコア)し、客観的に解析・検討した。

結果

❶ 音楽運動療法が植物状態に対して、臨床的な効果をもたらすことが確認された[▶図8-2]。
❷ 性別、年齢による相関は認められなかった。
❸ 脳損傷の原因によって効果に差があると考えられた。
❹ 開始時期が受傷6か月を境にして、効果に顕著な差が認められた。
❺ 頭部外傷および脳血管障害後の植物状態において、6か月以内に開始された場合、60％以上が植物状態から脱却した(PVSスコア＞20)。とりわけ頭部外傷後の症例への効果は顕著で、14例中11例(78％)が植物状態から脱却した。ただし受傷6か月以降開始した症例においても、効果や植物状態からの脱却が認められた[▶図8-3・4]。

まとめ

ⓐ 本療法は、急性期を脱した直後から治療介入すると効果的なため、亜急性期の導入が望ましい。
ⓑ 植物状態の患者さんを作らないために、座位・立位・歩行・言語・摂食訓練を、発症から1か月以内の段階から実施するのが望ましい。
ⓒ 患者さんの興味や生きがいおよび生活環境を参考に、治療・回復を動機づけながら展開することが重要である。
ⓓ 予後についても、治療・介護・看護にかかわる人の「エモーショナル」な接触と協力が良否を決定する。

▶**図8-1**──米国の多領域共同検討委員会の植物状態の定義

❶ 自己のおかれた環境の認識ができない。
❷ 視覚、聴覚や触覚刺激に反応がない。
❸ 言語理解が不能。
❹ 覚醒と睡眠のサイクルがない。
❺ 脳幹と視床下部の機能が保たれていない。
❻ 排尿・排便は失禁状態。
❼ 脳神経脊髄の反射は保たれている。

この状態が1か月以上経過しても改善されない状態を植物症と定義している。

▶**図8-2**──原因疾患と音楽運動療法の効果

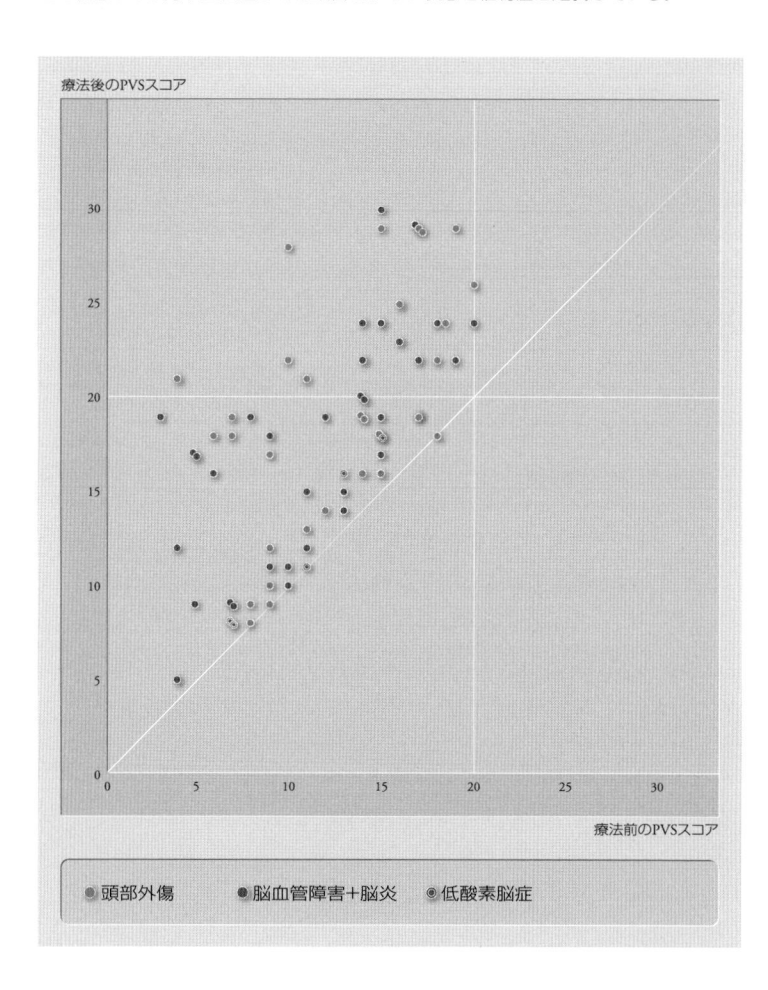

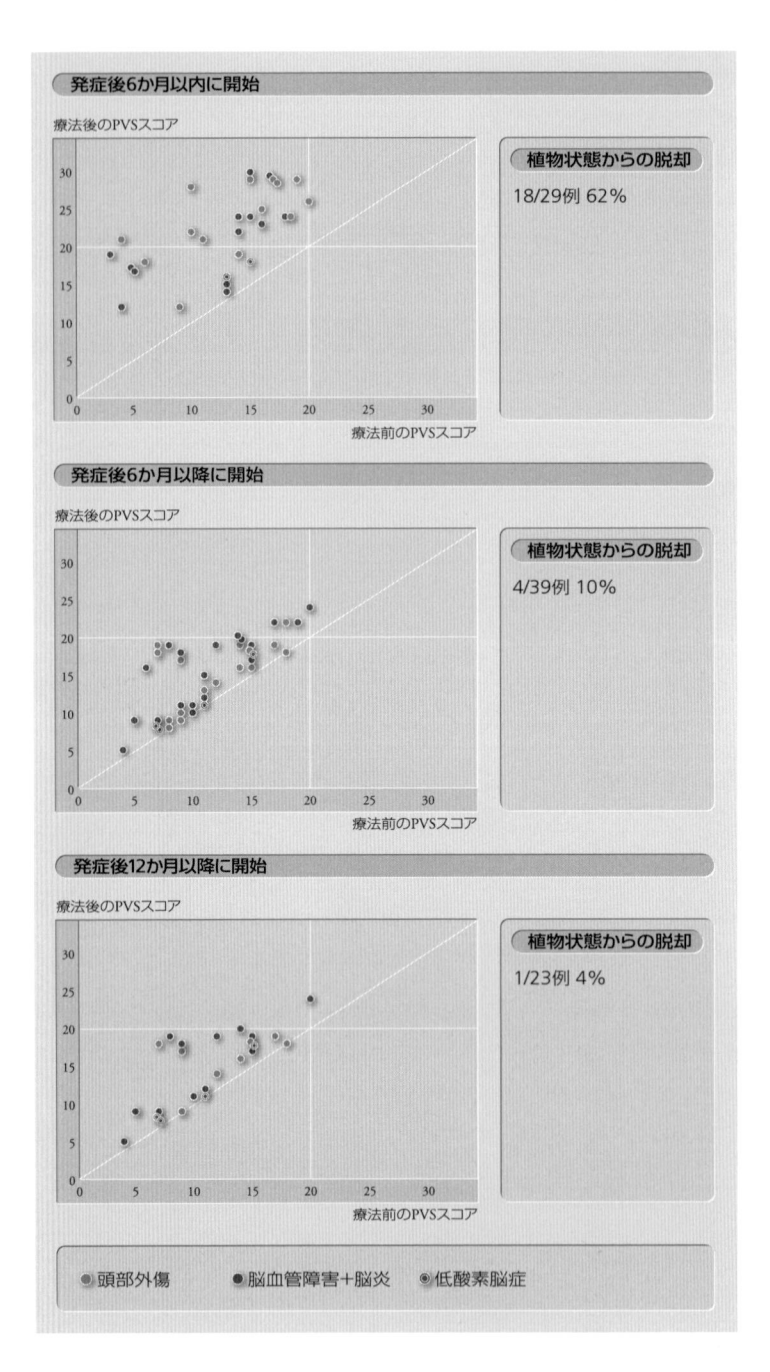

▶図8-3──音楽運動療法は早くはじめたほうが効果的

発症後6か月以内に開始

療法後のPVSスコア / 療法前のPVSスコア

植物状態からの脱却
18/29例 62%

発症後6か月以降に開始

療法後のPVSスコア / 療法前のPVSスコア

植物状態からの脱却
4/39例 10%

発症後12か月以降に開始

療法後のPVSスコア / 療法前のPVSスコア

植物状態からの脱却
1/23例 4%

● 頭部外傷　● 脳血管障害＋脳炎　● 低酸素脳症

▶図8-4──音楽運動療法の総合的評価

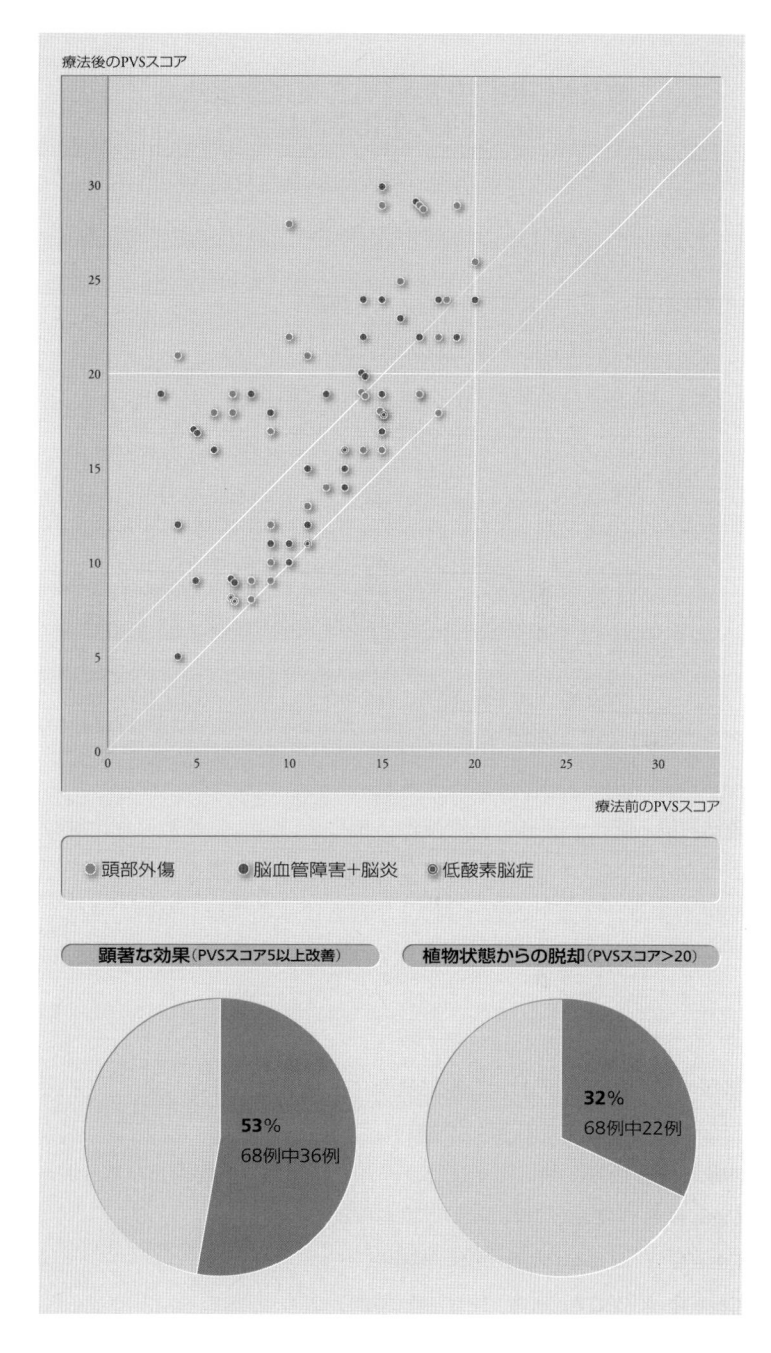

療法後のPVSスコア / 療法前のPVSスコア

● 頭部外傷　● 脳血管障害＋脳炎　● 低酸素脳症

顕著な効果（PVSスコア5以上改善）
53%
68例中36例

植物状態からの脱却（PVSスコア＞20）
32%
68例中22例

8-2 ● 脳損傷患者さんの音楽運動療法の治療効果の生化学的検証

目的──意識障害者（prolonged coma）に対する音楽運動療法の治療効果を、髄液中神経ホルモンおよびモノアミン・アミノ酸を分析することにより検討する。

研究実施者──日本大学板橋病院救命救急センター
　　　　　　＋野田音楽運動療法研究所

監修：日本大学救命救急センター　林成之教授、
　　　医学部脳神経外科　片山容一教授

音楽運動療法実施責任者：野田　燎

音楽運動療法実施者：野田　燎（サックス）、西川恵理、山本京子（電子ピアノ）、野田音楽運動療法研究所

搬送および患者介助：日本大学救命救急センター集中治療部看護師

日本大学総責任者：守谷　俊、木下浩作

　　　　責任者：海老原貴之、山口順子、栗原公司、松本松圭

髄液採取責任者：櫻井　淳

髄液解析担当：　大西敦子

療法実施方法──患者さんを座位、もしくは立った姿勢に保たせ、トランポリンとメガボールによる物理的な上下運動により覚醒中枢を刺激する。抗重力姿勢および上下運動による興奮や感情の変化、さらには生の音楽演奏による意識集中がどのような生理的変化をもたらすのか。アドレナリン、ノルアドレナリンやドーパミンなど、モノアミン系の神経伝達物質の計測により、療法の効果を科学的に検証する。臨床変化および療法実施中の患者さんの変化をビデオ記録し、そのようすを観察して検討した。

対象──本治療に関してインフォームドコンセントが得られた5例。

Case ❶ S・Tさん（63歳　男性　両側脳梗塞）
Case ❷ Y・Uさん（57歳　男性　脳出血）
Case ❸ A・Yさん（36歳　男性　急性硬膜下血腫、肝損傷）

Case ❹ **K・I さん**(47歳　男性　延髄出血)

Case ❺ **C・T さん**(65歳　女性　急性硬膜下出血、脳挫傷)

実施期間――2001年7月18日から8月10まで16回実施。
原則1週間に2-3日間　午前午後に1回30分の療法を3-5回連続して4週間実施(例えば水曜日：午後1回、木曜日：午前午後の2回、金曜日：午前1回)。

生化学的検査方法――音楽運動療法開始前と音楽運動療法終了時の髄液中のドーパミン、ノルアドレナリン、アドレナリン、ジヒドロキシフェニル酢酸、バニリルマンデリン酸、グルタミン酸、グリシン、ギャバ、エストロゲン、副腎皮質刺激ホルモン、コルチコトロピン放出因子、ベータ・エンドルフィン、およびアセチルコリン、ホモパニリン酸など代謝産物を測定。

実施場所――日本大学板橋病院救命救急センター　集中治療部ICU内　3N HCUシールドルーム

手順――ICU内ではそれぞれ医療従事担当者が以下のように行う。

❶ 患者さんを車椅子およびベッドに移し、3N HCU内のシールドルーム(ABRの機械がある部屋)に連れて行く(受け持ち看護師とともに)。

❷ 演奏中は患者さんとともに常時部屋の中にいること。

❸ 痰の吸引を適宜行う(シールドルームに行く前に喀痰吸引することが望ましい)。

❹ 演奏が終わったら自室に戻す。

療法実施ビデオ記録より

2001年7月18日　Y・Uさんはサックスとピアノの演奏に興味を示す。彼の好きな演歌やスタンダードジャズを演奏したが、とくにサックス演奏を止めピアノ演奏のみになるとサックス奏者のほうを見て演奏しろと催促するしぐさが見られた。

A・Yさんの好みはアメリカンポップスだが、ジャズやスウィングミュージックも右手や左手の指をリズミカルに動かし、全身で楽しむ。足の親指やつま先の動きも見られたのでメガボールに座らせ上

下運動をしたところ、「痰が切れないから苦しい」と初めて発話した。意思や発言が明確になり、後ろから補助されてエレベーター前まで歩き、周囲を驚かせた。

7月19日 Y・Uさんにはベッド上でマッサージを行い、さらに座位にして音楽に合わせて左右に揺らす。午後は好きなウイスキーを2-3ミリリットル注射器にとり少し口に含ませ、その後同様にミネラル水を8-10ミリリットル飲ませた。それを3回くり返した。久しぶりのウイスキーに驚いたようす。

7月25日 A・Yさんにアロマセラピー。ラベンダーでは眠くなり、ティーローズとローズマリーでは眼を開け覚醒したようすでまわりを見た。

K・Iさんに香りは好きかと問うと「好きだ」とうなずく。『サニーサイド』に合わせて左足親指を動かす。「ラムネのタブレットを食べる？」と聞くと指をさし、自分の手で口に運び食べた。アロマセラピーも効果があり、意思表示も明確で食欲もある。メガボール使用。

C・Tさんは好みのクラシック音楽を車椅子に座ったまま聴く。音楽に合わせて、足や手を動かし、曲が終わると拍手をして、次の曲を催促した。おかきを食べ、「ありがとう」と礼を言い話しかける。見学に来ていた患者さんにも気配りを示す。

7月26日 K・Iさんは腹水が貯まっているため、音楽を聴くだけのセッション。左足親指を曲の流れに合わせて動かし、曲が終わると拍手する。終了時「楽しかったですか」、「早く元気になりましょうね」の言葉にしっかりうなずく。

C・Tさんにはピアノとサックスを中心に、リズムに合わせて足刺激やタッチングを行う。曲が終わると拍手。終わりたくなさそうなようすが見られ「物足りないね」の看護師の問いかけに「うん」とうなずく。メガボールを使ってのうつぶせ、上下動から立位になり、2階の病室まで介助され歩いて帰る。午後のセッションでは、おかきやプリンをあげるとおいしそうに食べる。ピアノの上に物が山積みにされているのを見て「ピアノの上を掃除しなきゃね」と言う。

A・Yさんにはアロマセラピーの後、さまざまな音楽を聴かせた。足ツボ刺激の後、ラッパを鳴らす。メガボールにあおむけに乗せて、前後に動かすと「腹減った」と言う。座位の上下動から床上での立位保持。介助されながらも歩行し、病室のある2階まで歩いて帰る。

K・Iさんは演歌を聴かせると好みではなさそうなので「何の曲にする？」と問うと「ジャズがいい」にうなずく。さらに「速い曲がいい」にもうなずく。ラムネのお菓子を渡すと自分で口に入れる。「おいしそう」とまわりが言うと手のひらのラムネを女医に渡す。「おいしい？」に「うん」、「ウイスキーと日本酒どっちがいい？」に「どっちも」と答える。午後はウイスキーとヨーグルトを味わう。帰りぎわ、頭を下げて会釈する。

Y・Uさんにはさまざまな音楽を聴かせながらメガボールに乗せて反応を引き出す。ウイスキーには反応があり、足の裏の刺激にも反応が速くなった。ベッド上ではあるが、首をしっかり立てられるようになる。

7月27日 K・Iさんは音楽演奏を聴いた後、「するめいる？ いるならラッパを鳴らして」と指示すると、プーと鳴らした。同じく「あめはいる？」にもラッパを鳴らし、「どちらがいい」と2つ差し出すと気に入ったあめを自分で選び口に入れる。

C・Tさんはピアノ演奏中心。野田とゆっくり話ができるのでずいぶん親しくなる。おかきの柿の種を食べ、水も飲む。介助されながら病室まで歩いて戻る。徐々に意欲が感じられる。ラッパの合図で始まり、終わるパターンができ、「ひとつのもので表現するのは難しいでしょうね」と意見を述べるなど、まわりに気配りする。

A・Yさんは演奏の後、あめを食べさせると噛みっぱなしで、たばこを持つように棒を持つ。「歌謡曲？ クラシック？」「『心の旅』？ 『サボテン』？ 『とんぼ』？」と尋ねると『とんぼ』でうなずく。セッション後、病室のある2階まで歩行する。左足の麻痺があるが介助すれば歩ける。

Y・Uさんは前回に比べて目が開き眼光に力がある。演歌を聴かせ

た後、メガボールに座らせて左右と上下運動、さらにトランポリンによる上下運動を行う。激しくむせたり、よだれが多い。

8月1日 S・Tさんは足の拇指裏刺激に涙を流す。アロマセラピーのバラの匂いを嗅がせると呼吸が深くなる。足のツボ刺激を行うと顔、手、足を動かす。

Y・Uさんは足のツボ刺激に目をあける。

A・Yさんはバナナを握りしめて食べ、時にそれを眺める。股間を触るしぐさ。介助してエレベーターまで歩く。

K・Iさんはティッシュをとって自分の口を自分で拭く。最後にピースサインを送る。

結果

Case ❶ S・Tさん（63歳　男性　両側脳梗塞）――脳外科病棟から療法に参加。容態が安定せず、髄液の採取もできず、音楽を聴かせるだけの療法を実施した。療法とは関係なく3週間目に死亡した。

Case ❷ Y・Uさん（57歳　男性　脳出血）――音楽運動療法による臨床的変化はなく、脳内のドーパミンの量は一定してあるものの代謝されておらず、そのことから推測して神経伝達組織そのものが損傷していると考えられた。

Case ❸ A・Yさん（36歳　男性　急性硬膜下血腫、肝損傷）――ノルアドレナリンとドーパミンの産生と代謝が顕著にあらわれた。臨床的にも療法実施中に話ができたり、バナナを食べたり、介助されて歩けたりするようになるなど改善と回復が見られた。

Case ❹ K・Iさん（47歳　男性　延髄出血）――音楽に合わせて足を動かしたり、ラムネを食べたり、アロマセラピーによる香りの好みを答えたり、ウイスキーを飲みたいと話したり、ジャズ好きであるなど、意思表示ができるようになった。ノルアドレナリン、ドーパミンの産生と代謝が確認された。

Case ❺ C・Tさん（65歳　女性　急性硬膜下出血、脳挫傷）――プリンや柿の種のおかきを食べることができるようになった。音楽はクラシッ

▶**図8-5**──音楽運動療法による植物状態の患者の髄液中のアドレナリンなど神経伝達物質の変化

回復めざましい患者のアドレナリン（エピネフリン）、ノルアドレナリンの数値の高まりは、音楽運動療法が生命維持システムを活性化していることを示す。

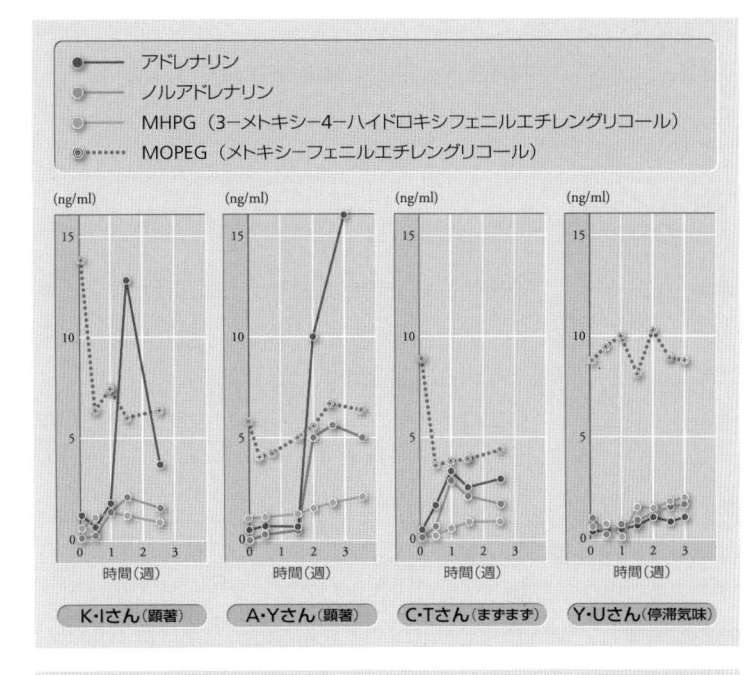

- アドレナリン
- ノルアドレナリン
- MHPG（3－メトキシー4－ハイドロキシフェニルエチレングリコール）
- MOPEG（メトキシーフェニルエチレングリコール）

K・Iさん（顕著）　A・Yさん（顕著）　C・Tさん（まずまず）　Y・Uさん（停滞気味）

▶**図8-6**──音楽運動療法による植物状態の患者の髄液中のドーパミンなど神経伝達物質の変化

回復めざましい患者のドーパミンは活性化し、ドーパミンの代謝物質ホモバニリン酸の数値も高くなる。

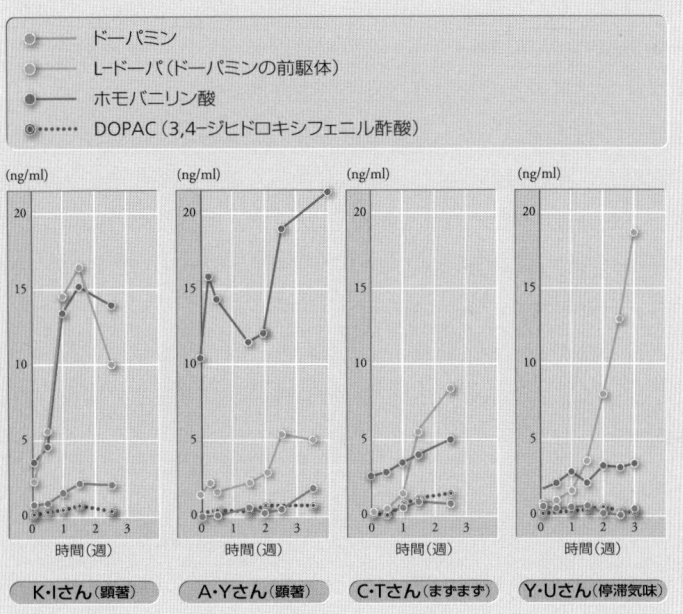

- ドーパミン
- L－ドーパ（ドーパミンの前駆体）
- ホモバニリン酸
- DOPAC（3,4-ジヒドロキシフェニル酢酸）

K・Iさん（顕著）　A・Yさん（顕著）　C・Tさん（まずまず）　Y・Uさん（停滞気味）

クが好きで一緒に聴いている人にも関心を示し、そちらのほうを見る。人との関係に興味をもつ。また、物が置かれているピアノを見て、「ピアノを掃除しなければね」と指示するなど意思表示も明確になる。生化学的にもノルアドレナリン、ドーパミンの産生・代謝が促進されていた。

結論──臨床上、立位姿勢が維持できる患者さんは回復が早い。音楽に合わせて手足が動く患者さんは回復が望める。その両方の反応がある患者さんは嚥下および咀嚼運動ができようになる。これらは療法開始時にチェックできるため、本療法の有効性がただちにわかる。しかし、まったく反応のない患者さんの場合、改善・回復は困難と思われる。

容態が急変して療法が2回しかできなかったS・Tさん、髄液中に神経伝達物質は存在するものの代謝されておらず神経伝達組織そのものが損傷していると思われるY・Uさんを除く3例は、ノルアドレナリン、ドーパミンなどの産生・代謝が促進された。この3例の脳障害患者さんに対しては、試験的ではあるが、音楽運動療法の生化学的神経系活性にともなう治療効果が確認された[▶図8-5・6]。

臨床上の機能回復が見られた患者さんのモノアミン系神経伝達物質の活性と代謝の数値が上がったことから、音楽運動療法の治療効果は、音刺激と記憶をつなぐ海馬のはたらき、覚醒反応と選択的注意などをつかさどる青斑核のA6系の活性化、嚥下に必要な筋系の活性化、運動制御神経系のA9、そして認知系のA10系を活性化することから生じると考えられる。すなわち、音楽運動療法は脳のリハビリテーションとしての中枢神経機能回復治療であると推察される[▶図8-7]。

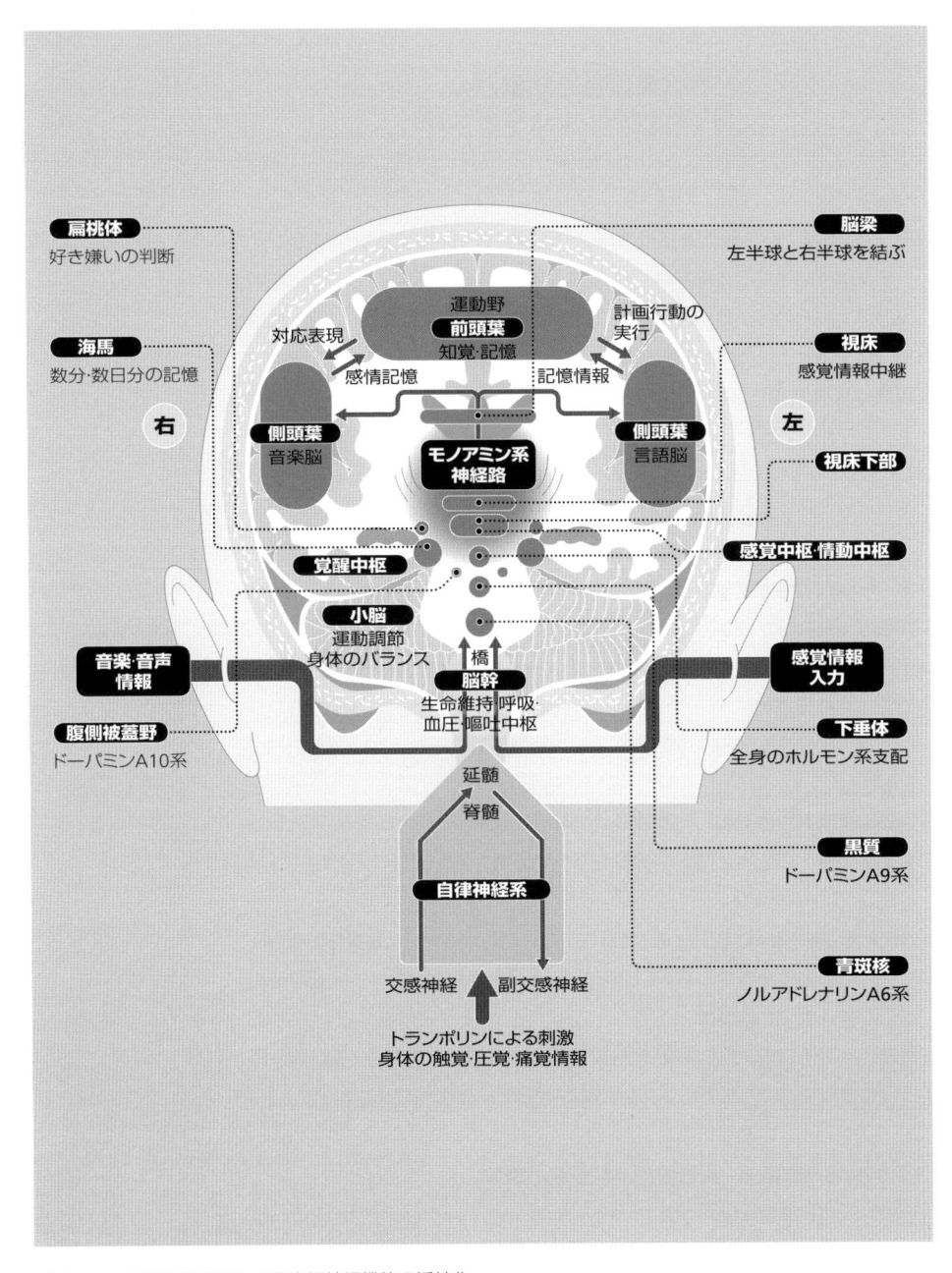

▶図8-7──音楽運動療法による中枢神経機能の活性化

8-3 ● 音楽運動療法の科学的検証の主要参考文献

- 野田燎「音楽運動療法による神経系賦活パーキンソン病患者の例から」『蘇生』16：p 100-104, 1997.
- 野田燎「α波中心の脳活動電位のパワーポテンシャルによる変化検証によると音楽演奏は患側脳に刺激的、健側脳に鎮静的に働き、トランポリン運動は反対に、患側脳に鎮静的、健側脳に刺激的に働く」『蘇生』18: p 41-48, 1999.
- 野田燎＋後藤幸生「意識障害患者に対する"音楽運動療法"とその脳活動電位・自律神経機能――正常者の心地よさの体験と1/fのゆらぎを参考に」『蘇生』18: p 41-48, 1999.
- 野田燎「損傷部位の活性化、グルコースと血流量の変動、酸素摂取とその増減、快感を得ている脳波反応、ここちよさの自律神経反応、いわゆる癒されている時の1/fゆらぎ」『脳と循環』5-4: p 59-70, 2000.
- 野田燎「意識障害者のリハビリテーション　音楽運動療法の実際とその可能性」『月刊 ナーシング』28-2: p 38-49, 2008.
- 野田燎「神経伝達物質ノルアドレナリン、ドーパミンの増減とその代謝物質の変化」『月刊 臨床神経科学(Clinical Neuroscience)』26-6: p 673-75, 2008.
- 後藤幸生＋野田燎「音楽と脳リハビリ時の脳循環」『脳と循環』5-4: p 351-362, 2000.
- 後藤幸生＋野田燎「遷延性意識障害患者に優しい脳リハビリテーション　音楽運動療法　心地よさ指数を指標に」『総合リハビリテーション』29-3: p 269-273, 2001.
- 後藤幸生＋野田燎ほか「二次元光画像（光トポグラフィ）でみる音楽運動療法（1）――正常人の脳循環反応（厚生省循環器研究委託11公－3）」『日本醫時新報』No.4006: p33-36, 2001.
- 後藤幸生＋野田燎ほか「二次元光画像（光トポグラフィ）でみる音楽運動療法（2）――意識障害者の脳循環反応」『日本醫時新報』No.4007: p 33-36, 2001.

海外学術専門誌掲載・統計学的治療効果の証明

- Noda R., et al., Therapeutic time window for musicokinetic therapy in a persistent vegitative state after severe brain damage. *Brain Injury*, 18-5: p

509-515, 2004.
- Noda R., et al., Effects of musico-kinetic therapy and spinal cord stimulation on patients in a persistent vegitative state. *Acta Neuro-chirurgica* (suppl) 87: 23-26, 2003.

【第9章】集中医療(ICU)における音楽療法と音楽運動療法の可能性

集中治療室(Intensive Care Unit：ICU)では、「最先端の医療機器と技術を駆使して患者の容態を管理・分析し、適切な治療を行う」こと、すなわちフィジカルな(身体)面のみが優先されがちである。しかしどんな重篤な患者さんでも、メンタルな(精神)面をあわせもち、心地よくすごせるかどうかが症状を大きく左右する場合がある。

ICUへの音楽療法の導入は、日常生活から隔離され、拘禁状態を強いられている患者さんの心身ストレスを軽減・解消する手段として、今後需要が高まることが予想される。実際、新生児集中治療室(Neonatal Intensive Care Unit：NICU)における乳幼児のケアとして、音楽を聴かせることが治療・成長・発達に貢献することが報告されている。

本章ではICUにいる植物状態の患者さんに音楽療法および音楽運動療法を実施したさいの効果と結果についても述べる。

9-1● ICUの音環境

大阪芸術大学・上原和夫氏と淀川キリスト教病院看護師・服部俊子氏の共同研究によると、ICUの音環境は理想的とはいえない状態のようだ。淀川キリスト教病院のICU内の騒音を測定したところ、厚生省の示す療養の場での環境基準値・45db(デシベル)を大きく上回り、最低で50db、昼間は80dbを越える騒音があることが明らかになった。昼間の平均は60-80db、夜間は50-60dbで、最低値の50dbの音を昼夜通して発しているのが空調であった。[01]夜は少し静かとはいえ、間欠的に発生する音は静かな時ほど刺激として大きく感じる。全体の騒音レベルが高ければ、人はそれに順応して感覚を鈍化させるが、静かな環境では音に敏感になり、小さな音も聞こえる。夜中の電話にびっくりするのはこのためである。

この研究で、大阪芸術大学の学生が模擬患者として音体験をしたさい、気になった音は、〈大笑い〉、〈うわごと〉、〈患者と看護師の会話〉、〈話し声〉、〈いびき〉、〈うなり声〉、〈苦しそうな声〉で、医療機器の発する音ではなかった。

これは、誰でも人の声には敏感で、無意識のうちに耳をそばだてて情報の意味を聞き分けようとするからであり、一般的な反応である。一方、医療従事者の気になる音を調査したところ、機器類の音や電話の音であった。これは、機器の異常や警報音に細心の注意を払わねばならない立場がもたらす、職業的反応と考えられる。

この調査でもわかるように、物理的音レベルがそのまま人間の聴取レベルに比例しているわけではなく、誰でも無意識のうちに注意したり、聞き流したりしている。自分の名前を呼ぶ声や自分についての話し声はよく聞こえるが、他人の話は聞こえない。「カクテルパーティー現象」と呼ばれるこの現象は、自分に必要な情報と無関係な情報を無意識のうちに選別しているためと考えられる。

とくに、ICUに入れられている患者さんは、意識がない人をのぞい

て、神経過敏になっているケースが多い。自分の身に何が起こっているのか判断しようと音にはとりわけ敏感になり、周囲の人の動きや声の調子によって、精神の安定度が左右されがちである。冷たい話し方と温かい励ましの言葉かけとでは、まったく患者さんの落ち着き方が変わってくる。

ICUにおける患者さんのストレスを解消するために音楽を流す試みは、看護師や医師によって以前から数多くの病院で行われてきた。クラシック、ジャズ、ポピュラー、流行歌などをBGMとして、また、CDやカセット、ラジオなどをICU内で流す試みである。曲目の選択は主に看護師が選び、医師もそれに加わった。しかし、不特定多数の要望か個人の趣味かによって反応はさまざまである。

淀川キリスト教病院の実施例に対するアンケート調査では、「ふとした瞬間にやすらぎ、ほっとする」(医療者)、「子守歌のように聞こえた」「好きな音楽があってうれしかった」(患者)などの好印象のある反面、「うるさく感じた」(患者)などの声もあり、良否はいちがいに判断できないのが現実である。ここでも立場の違いが印象の差になってあらわれている。何よりも難しいのは、音楽に対する好みが人によってさまざまで、一貫性のある情動発現を促す音楽を決定できないことである。

9-2●ICU内の音環境の改善について

音楽療法を展開する前に、まず静かな音環境を設定しなければ、効果は期待できない。騒音の中での音楽では、さらに騒音を加えてしまうことになる。

騒音レベルの高いICU環境では、看護師も大きな声で話し、音を発生させても気がつかない。カートのぶつかる音などに鈍感になるのは、騒音レベルが高いからである。小さな声でも話ができる音環境を創れば、医療機器類の音も考え直さなければならなくなる。

ICUの音環境の改善は、患者さんのためはもちろんだが、医療従事者にとっても重要なことである。

ICUで医療に携わる看護師は、患者さんの容態を知らせるモニターに注意しながら、必要に応じて適切な処置をしなければならない。ミスを犯さないように心がけ、気を使うため、ストレスはたまる。こうした緊張状態を強いる閉鎖空間は、物理的にも精神的にも決して良いとはいえない。

ICUで働く看護師が病気で休むケースが多いのも、これらストレスからくる免疫力の低下も一因と考えられる。

昼夜にわたる騒音源となる空調の音も、最新の冷蔵庫のように、同周波数の山と谷を反対に合わせて消音するシステムを導入すれば解決する。さまざまな医療機器のモニター音も、音楽的メロディにすれば、患者さんには耳障りでなく、看護師には、意味のある情報として伝わる。メーカーと協力すれば、たちどころに実現できることである。産学協同による開発が望まれる。

9-3 ● ICUにおける音楽療法実施に関する研究課題

音楽療法実施の前提条件として、まず❶から❺を整え、そのうえで❻以下のことに留意しなければならない。

❶ 静かな医療環境(設備・機器類の再考)
❷ 夜と昼の生活リズムが感じられる空間(採光)
❸ 閉鎖的雰囲気を開放的にする努力(設計)
❹ 集中医療室の必要に応じての個室化(患者の精神安定)
❺ 音楽演奏にも適した部屋(音環境設計)
❻ BGMはLPもしくはテープレコーダの高周波を含むもの(音源)
❼ 患者個人の好みに合わせた音楽選曲(個人性)
❽ 生演奏による患者の表情に合わせた即興演奏(生体へのはたらきかけ)

❾ 痛みの緩和には、リズム感のある楽しく快感を与える曲（上下運動型タイプ）[▶巻末表07・**A**]

❿ 不眠には、やさしく包み込む不定期なリズムの浮遊感のある音響・音楽（水平運動型タイプ）[▶巻末表07・**B**]

また、ICUに使用する音楽として、バロックから現代音楽にいたる楽曲のほか、リラックスさせる音楽、例えば瞑想法とも関係するラーガのようなインド音楽の時間の観念や生体活性を促すアフリカのリズム音楽などの研究をすることが重要である。

快感をもたらしたり、睡眠を誘発したり、痛みのコントロールを可能にする音楽の研究開発、さらに、音楽と運動の相互作用とその生理的変化を分子レベルでも研究し、現代の医療では治療に限界がある疾患に対して音楽（運動）療法の可能性を追究することは有用である。これらの研究成果を積み重ね、音楽家と医療従事者が協力すれば、ICU内の患者さんの不眠を解消し、痛みをコントロールすることができる。

9-4● 音楽と疼痛緩和について

痛みのコントロールを音楽で行う場合を考えると、術前・術中の不安や恐怖感をとり、精神的安定をはかる先制鎮痛には、患者さんの好きな曲を選ぶ。これまでに快情報として記憶された情動刺激を利用しつつ、今、進行している手術そのものの痛みを軽減する目的で音楽を使用する。人は眠っている状態でも外界とのパイプ役である音を聞いているので、麻酔下でも音楽療法の効果は期待できる。手術中の音記憶が、かえって痛みを増してしまう場合もあるので、選曲には十分な配慮が必要である。

先制鎮痛のための音楽は、術後痛の緩和とも関係し、どのタイプの音楽が術後痛に適しているかは、まず患者さんの好みが優先され、

鎮静・睡眠を必要とする時には水平運動型の静かでやわらかな曲、鎮痛・闘病の意志を高める時には、軽快でリズミカルな上下運動型がよい。

麻酔下での音楽聴取については、PETや脳波で検査する必要もある。脳死を人の死とみるか否かの論議も、こうした広範な研究データの積み重ねで再検討されるべきであろう。

また、生の音楽に対し、録音物では再現される音の周波数帯域が狭まり、生体へのはたらきかけが変わる。LPは、50kHz以上まで高周波を記録・再生できるが、CDは20kHzが上限となっている（第1章参照）。大橋力氏のPETを使った検査では、自然の高周波が共存する音は、CDの高周波をカットした音源より、脳幹および視床の血流量を有意に増大させる。療法空間での音楽の生体に与える影響を考えると、CDよりはLP、もしくはアナログのテープ録音物がよく、さらによいのは高周波を収録・再現できるハイパーソニックシステムであり、もっとも望ましいのは、生演奏である。

すなわち、自然の響きによる優れた生演奏は、心身に与える影響が強く、よく眠れたり、痛みを忘れさせたりする効果がより期待できる。その意味からも、ICUでの生演奏を患者さんに聴かせる意味は大きい。日本の現状はどうあれ、今後、高周波を含む医療用の録音物の制作もしくは生演奏がICUや病院内で展開されるよう、関係者にはたらきかけてゆきたい。

痛みには精神的な痛みと肉体的な痛みがある。肉体的な痛みに対しては、麻酔や鎮痛薬を感覚求心路に打ち、痛みをブロックする方法があり、その研究も進んでいる。しかし、心の痛みの部位は特定できず、対応する神経系を見つけることもできない。深い悲しみと痛みを感じているのに、「どこ」の「なに」が痛みを誘発しているのかわからない。

大震災のような大きなショックを受けた者には、痛みを忘れさせるほど深い情動を揺り動かす模擬体験が必要であり、その再体験が、患者に共感する者の存在を知らせ、病んだ暗闇の世界から光ある空

間に導き出す原動力になる。苦しみ・痛みは誰にもわかってもらえないと思う患者さんの世界にセラピストが入り込み、共有空間を生みだしたとき、癒しが始まる。これが癒しの原点でもある。

音楽による深い情動刺激は、物理的・生理的な作用はもちろん、患者さんに痛みを共有してくれる者の存在を意識させる。ひとりで病に対峙せず、痛みを分かち合い励ましてくれる仲間に気づくことが、精神的な支えにもなる。このとき、癒しへの一歩が始まる。

肉体と精神の痛みは時に不可思議な行動を誘発する。自閉症の子供の自虐行為は本人にとって痛みの緩和かもしれないし、パプア・ニューギニアのイリアンジャヤに住むダニ族のように、精神的痛みを肉体の痛みによって癒す方法を選ぶ民族もいる。彼らは、肉親を失ったとき、自分の指や耳を切る。何本も指を切っている女がいる。子供を亡くし、親を亡くし、夫を亡くし、つぎつぎと指を切り落とす。愛する人を亡くした心の痛みに比べれば、肉体の痛みのほうがはるかにしのぎやすいからだという。

この行為を因習として退けるのは簡単だが、よく考えてみると、精神的苦痛を具体的な肉体の苦痛として実感し、その痛みに耐えることによって愛するものを失った痛みを癒し、傷が癒されるにしたがって精神的な痛みも癒されてゆくプロセスは、原始的とはいえ、心の痛みの極限的コントロール法のひとつとみなせる。

9-5 ● ストレス解消と睡眠のための音楽

睡眠は生命維持と心身の休息・リフレッシュに不可欠である。不眠は生命を危機にさらしかねない。

阪神淡路大震災を経験した私は、震災後不眠症になった。倒壊家屋の下敷きになった人びとを救い出そうとして、窒息状態で発見された子供を腕に抱き、なすすべもなく線路横に並べるだけの自分。助けを待つ人びとに何もできない無力感。恐いものはなく精神的にも

強いと思っていた自信が一瞬にして崩れ、弱い自分でしかないことを思い知らされた。

2階建ての家が1階建てに変貌した屋根に上って、1枚1枚の瓦をはぐ作業。そのすぐ下には下敷きになった人びとがいる。その姿に精神的なショックを受け、それを現実として受け止め、解消する手だてもなく、ここから抜けでたい思いでいっぱいの臆病な自分。それを人に悟られたくない、見せたくない、自分がいた。事実、体力的にも昔ほど元気ではなく、年齢的な限界を感じたころでもあった。それ以上に、今まで経験しなかった大地震によるショックにぶつけようのない怒りが沸きあがり、自分のことしか考えない人への不信感、先が見えない絶望感、閉塞感で悶々とするばかり。そのような状態に追い討ちをかける余震。

少しの揺れや物音を聞いただけで目が覚め、眠れない。物理的な痛みが人を眠らせないだけでなく、精神的な不安による心の痛みが身体の痛みに感じられる（不安神経症）。

病院の医師は、自律神経失調による不眠症もしくはメニエール病としか診断せず、抗不安薬と催眠導入剤を処方するばかり。その後も不眠症は継続し、数か月後、指先がしびれる、手足もしびれる、ろれつが回りにくくなる、踵が痛く歩きにくい、こめかみがムズムズする、背中の痛みと肩へ散るような痛みを感じるようになる。

これらの以前にはなかった症状の原因を知りたいため、4つの病院を訪ね、頭部MRI、頸部MRI、レントゲン、内臓のエコー（超音波）検査、ホルター心電計による検査、血液・尿検査などをする。脳外科、神経内科、整形外科、耳鼻咽喉科、内科をまわり、結局、何もわからず、自律神経失調症としか診断されなかった。

今から考えると痛みの原因は、必死になって下敷になった人びとを救出しているさいに頸椎にわずかなヘルニアを誘発したからであった。また、今までと違った環境と枕や寝具が身体に合わなかったことに加えて、さまざまな病院で処方された薬の副作用が不定愁訴の原因になったと思われる。

人は疲れたら眠れると思っているが、ことはさほど単純ではない。不眠は、物理的な痛みだけでなく精神的な痛みによってもおこる。不眠は今まで経験したことのない震災や事故で起こる場合もあれば、普段の生活、例えば、仕事場の環境条件、人間関係のストレスからも発症する。

このところ自殺者が増え、社会問題になっているが、ほとんどの自殺者は睡眠薬や抗不安薬物を飲んでいる。不眠状態が続くと些細なことでも自分の思いどおりにことが進まないと、気分が落ち込んでしまう。

競争社会では、並の神経では仕事をこなせない。その世界でしか生きてゆけないと思い込むと精神的なストレスがますます堆積する。自ら望んで就職しても、「心は納得していない」ことがストレスを生む。薬を飲んで何とか日々を過ごし仕事もしているが、根本的な解決にはならない。最終的に自暴自棄になる。その結果、精神に支障が出てくる。

精神科や神経内科で処方された薬をそのまま鵜呑みにして、どんどん強い薬へとエスカレートしてゆく。やがて薬の副作用か自分の精神的な問題なのか判断もつかなくなってしまう。そして不眠を招き、ますます気分は落ち込んでゆく。それに負けた時、人は死を選ぶこともある。

私の不眠解消法
以下、私の経験から不眠症を解消した方法を紹介する。
❶ 睡眠薬に依存せずに音楽を聴きながら眠る習慣をつける。
❷ 短期睡眠導入剤を2分の1にして10日間、その後4分の1にして10日間、最後の日は長期型を飲む。次の日から完全に止める。
❸ 寝室にはリモコン操作できるオーディオセットを置き、目が覚めたときは枕元に置いてあるリモコンですぐ音楽を聴く。
❹ 流す音楽は従来のテーマを展開させた形式の旋律・和声・リズムによる音楽ではなく、浮遊感のある一定の響きの持続するものが

よく、音質はハープやピアノなどの発音された後減衰してゆくタイプがよい。

❺ 時間の観念をなくすタイプの音楽で不定期に音がなる予測不可能で発展性のない曲が適している。例えばブライアン・イーノの『アンビエント2』や『サーズデイ・アフタヌーン』、ポーリン・オリベロスの『ディープ・リスニング』である。

❻ 従来の音楽で言えばエリック・サティの『ジムノペティ』やショパンのノクターンのような傾向がよい。

❼ もちろん好きな曲がクラシック以外の演歌やポップス、映画音楽であってもよい。要は心身に平安をもたらす曲が適している。

❽ 当然、音量はわずかに聴こえる程度にしておかなければならない。音量が大きくなると反対に目を覚ましてしまうからである。

ある程度落ち着いたころ、静かな環境のところへ出かけ、昼も夜も関係なく過ごせる場所などでゆっくり過ごす。例えばバリ島など。海の音を聴き、夜空を仰ぎ、マッサージを受け、休みたい時に休む。心を解放することは何にもまして重要なことである。

9-6 ● ICUにおける音楽療法の実際

ドイツ・ミュンスター大学附属病院では、ICUに横たわる昏睡状態の患者さんのために、ヴァイオリンなどの生演奏による音楽療法が行われている。意識障害患者に生演奏を聴かせることは、意味があるのかといった疑問もあるようだが、患者さんの呼吸に合わせて演奏することで、ストレス軽減に効果があると判断しているとのこと。選曲に関しては、病気の症状、入院期間、年齢に応じて千種類ものメニューを開発しており、CDなどの録音物は使わない。痛みの緩和にはモーツァルトが良さそうだとヴァイオリン奏者は語っている。年間50人以上の意識障害患者のために演奏したそうだが、患者さ

んの表情をみつめながら呼吸に合わせて演奏していると、舞台での演奏よりも濃密なコミュニケーションを実感するという。

こうした音楽療法を受けた患者さんのアンケートによると、90パーセントの人が、「面会を受けるよりも心がなごんだ」と答えている。年間予算50万ユーロ（約7千万円）、ベッド数1500の病院で患者ひとり当りに換算すると、1日1ユーロ程度、総医療費の0.02パーセントの費用で大きな成果を生んでいる。

これは、患者さんの心を大切にする意識と、音楽によって心を癒すことができると考える文化的・社会的背景が相まって成立している例である。薬や高度な医療機械のみを頼りにしない療法の模索は、日本でもおおいに検討されるべきである。

さらに、脳疾患手術後患者の音楽療法による早期リハビリテーションプログラムがハーノーバーやミュンスターの大学病院で実施されている。療法は患者さんの国籍や音楽趣向にあわせた音楽選択により、傾眠中から実施される。急性期以降、亜急性期、回復期と患者さんの回復状況にあわせて高次脳機能障害のリハビリテーションとして音楽療法士と患者さんによるキーボードやシロフォンによる演奏セッションも行われている。[★02]

9-7 ● 新生児集中治療室（NICU）における音楽療法

子供の教育には、母親の声や音楽を聴かせることが重要であると言われている。とくに乳児の発達段階では、お乳を飲ませることが成長を促す。音楽を聴かせてお乳を飲ませる場合と聴かせない場合、NICUで治療を受けている未熟児の発達に差が出てくるのか、モーツァルトの音楽や母親の声などを聴かせる実験が行われた。以下主なものを紹介する。

❶ 未熟児に対する音楽療法はアメリカなどで実施され、その成果

が「音楽と医学国際学会」で報告されている。それによると、ケアユニット内の未熟児に音楽を3か月間聴かせて対照群と比較したところ、聴かせた未熟児グループは、聴かせなかったグループよりミルクをよく飲み、体重が増加していることが明らかになった。

これは、音楽を聴かせると成長を促し、NICUから一般病棟への移行が早まることを示唆している。すなわち高度医療にともなう費用の軽減につながるはずである。[03]

❷ 乳幼児に女性の歌う子守唄の録音を聴かせた場合、乳児のミルクの吸引率が聴かせない場合の2倍半に上昇する。音楽を聴かせた乳児のミルクの吸引時間は長くなり、栄養をより十分に摂取するようになる。[04]

❸ NICUの乳幼児に母親の声や両親の声を聴かせると、聴かせなかったグループより運動能力が向上し、心も安定した状態に保たれる。[05]

9-8 ● 集中治療としての植物状態の患者さんへの音楽運動療法

実施場所──日本大学板橋病院救命救急センター　集中治療部　ICU内　3N HCUシールドルーム

実施期間──2002年度7月14日から8月8日まで12回実施

対象──本治療に関してインフォームドコンセントが得られた集中治療中の植物状態の患者さん5例。

Case ❶ M・Tさん（56歳　男性　脳挫傷、急性硬膜外血腫）
Case ❷ K・Nさん（81歳　女性　脳挫傷、右下腿骨骨折　左胸壁血腫）
Case ❸ T・Kさん（62歳　男性　心肺停止蘇生後脳症［急性心筋梗塞］）
Case ❹ I・Sさん（69歳　女性　急性硬膜下血腫）
Case ❺ A・Iさん（68歳　女性　脳挫傷、急性硬膜下血腫）

頻度──原則1週間に2-3日間　午前午後に1回30分の療法を3-5回連続して4週間実施（例えば水曜日：午後1回、木曜日：午前午後の2回、金曜日：午前1回）。

実施者構成──音楽運動療法実施責任者：野田　燎

音楽運動療法実施者：野田　燎（サックス）、西川恵理、山本京子（電子ピアノ・ビデオ担当）

搬送及び患者介助：日本大学救命救急センター集中治療部看護師

日本大学総責任者：守谷　俊、木下浩作

責任者：海老原貴之、山口順子、栗原公司、松本松圭

髄液採取責任者：櫻井　淳

髄液解析担当：大西敦子

手順──ICU内ではそれぞれ医療従事担当者が以下のように行う。

❶ 患者さんを車椅子およびベッドに移し、3N HCU内のシールドルーム（ABRの機械がある部屋）に連れて行く（受け持ち看護師とともに）。

❷ 演奏中は患者さんとともに常時部屋の中にいること。

❸ 痰の吸引を適宜行う（シールドルームに行く前に喀痰吸引することが望ましい）。

❹ 演奏が終わったら自室に戻す。

目的──音楽（サックス、電子ピアノの生演奏）と上下運動による刺激が遷延性意識障害の患者さんの内的意識・感情・生体に影響を与えるか、脳内神経ホルモンの測定と臨床症状の観察により検討する。

臨床記録および結果

Case ❶ M・Tさん（56歳　男性　脳挫傷、急性硬膜外血腫）──発症後32日目に第1回目の療法を実施。点滴を付けたまま、車いすに乗りシールドルームに入り、在宅用ミニトランポリンに乗せたところ、ベッドとまちがえて寝ようとする。そのため、メガボールに切り替えて、ボールを抱える姿勢で左右に足を開き床に接地させて、音楽に合わせて前後・左右にゆらして20分ほど刺激した。その姿勢に慣れた後、介助して立位姿勢を保持させ、左右の足への重心移動練習をしばらくすると、部屋を出て病室まで介助されながら自力で歩いて戻った。空の車いすを押す奥さんを従えたM・Tさんのようすにまわりの医師や看護師は驚き、彼の名前を呼んだ。ベッドに座り、トーキング

エイドを使って好きな単語、「うま」を押さえたり、馬券を買うから「財布はどこだ」と聞いたりできた。臨床上、話したり食べたりできるようになったが、水頭症手術のため、療法を中断した。そのため、髄液中の変化をみることができなかった。しかし、数か月後、見舞いに行くと「ここへ座れ」とか「母ちゃんに会ったか」、「ビールを飲むか」などと話しかけてくれた。

Case ❷ K・Nさん（81歳　女性　脳挫傷, 右下腿骨骨折　左胸壁血腫）——
脳萎縮が見られ「ほとんど回復は期待できない」と思われたケースであるが、療法実施中にめきめきと改善し、言葉の理解と意思表示が確認された。ビーチボール投げが上手になり、ある療法を行っている人に対して肩をなでたり手をさすったりして、他人への気づかいが見られた。生化学的検査については、始める前の状態コントロールが不完全であったことと、薬物投与前後の検査が不十分であったため、残念ながらデータが正確に出せなかった。しかし臨床的には、行動や歩行、会話など、顕著な改善が見られた。

Case ❸ T・Kさん（62歳　男性　心肺停止蘇生後脳症［急性心筋梗塞］）——
心筋梗塞による意識障害のうえ不整脈が続き、運動はできなかった。しかし音楽演奏を聴かせると、不整脈も改善し、血圧や酸素飽和度なども正常値におさまり、音楽の自律神経系への効果が認められた。状態が不安定なため、生化学検査の対象になりえなかった。

Case ❹ I・Sさん（69歳　女性　急性硬膜下血腫）——発症から37日目に音楽運動療法を開始。最初はミニトランポリンで上下動を行ったが、腕が痛いと訴えたため、メガボールに切り替えてやわらかな上下運動を行った。その時、声がだせると判断し、椅子に座らせた後、シャーベットを口に入れたところ、「おいしいね」という発声があり、看護師の「味はどう？」との問いかけに「味？」としばらく考えて「よかった」と答える。コミュニケーションが可能になったので「好きなことは何」と聞くと「詩吟」と答えた。療法者が「べんせいーしゅくしゅくー」と謡うと、しばらく考えて「よるかわをわたるー」と謡って続けた。その後「あーいいね！」「うれしいね！」と喜びをあらわした。

療法継続により意識や行動もしっかりしてきた。I・Sさんの生化学検査も前もってエストロゲン投与を忘れていたため、他例との比較ができず、データの確認ができなかった。だが幸いにもそれがエストロゲン投与なしでも改善する例として興味ある臨床結果になった。

Case ❺ A・Iさん（68歳　女性　脳挫傷、急性硬膜下血腫）──意識状態がはっきりせず、療法実施ができる状態ではなかった。おそらく損傷部が致命的なのか、容態が安定しなかった。臨床的にも記録では変化が見られず、また生化学的にも神経伝達物質の代謝が見られなかった。療法適応以前の重篤な状態であったと推測される。

考察──ICUにいる重篤な患者さんでも、生の音楽演奏を聴かせると不整脈が改善し、自律神経系のリラクゼーション効果が期待できる。適宜ミニトランポリンやメガボールを使って音楽運動療法を実施すれば、筋拘縮を防ぎ、意識覚醒を早め、社会復帰に向けた早期回復を可能にする。

患者さんの趣味や好みを把握し、療法中に活用する。本症例では競馬の話や詩吟がかつての日常生活の記憶を呼び起こした。個々の趣味や嗜好を契機に、患者さんの自発性をうまく引き出すことが、治癒への重要なファクターになる。

精密な生化学的検査や対照群の検査は科学的には重要であるが、臨床上の変化を観察するだけでもさまざまな改善・回復の実態を検証できる。人の心の動きや愛情、希望は数値化できないが、私たちはしっかりそれを感じる力を与えられていることにもっと気づかねばならない。

結論──現在のところ意識障害患者に対する治療は、ICUにおいては高気圧酸素療法、薬物療法、正中神経刺激（電気）にとどまる。

音楽運動療法をほどこさなかった患者さんに比べ、療法後の患者さんの変化は臨床的に顕著なものがある。意識レベルの改善が著しく、第1回目の療法で、ボール投げ、食べる、話す、歌う、自室ベッドまで歩いて戻るなど、めざましい回復を示すケースがある。当然

ICUから一般病棟への移行も早くなる。その意味からICUにおける新しい治療方法として、音楽運動療法の導入は、検討に値するといえよう。

★01──服部俊子・上原和夫「ICUにおける音環境の改善」『看護管理』医学書院 1996 p. 264-70.
★02──Early Rehabilitation in Neurosurgery after Acute Brain Lesions by Dr.Klaus von Wilt. *Acta Neurochir*. SUPPL (2006) 99: 3-10 with DVD Springer-Verlag 2006.
★03──Fred J. Schwartz, M.D., Ruthann Ritchie, RMT-BC,. Leonard Sacs,M.D. Perinatal Stress Reduction, Music and Medical Cost Savings. International Society for Music and Medicine (ISMN) July12-15, 1998.
★04──Jayne M. Standley,Ph.D., The Effect of Contingent Music to Increase Non-Nutrive Sucking of Premature Infants. International Society for Music and Medicine (ISMN) July12-15, 1998.
★05──Monika Nocker-Ribaupierre, Auditive Stimulation of VLBW Infants with the Mother's Voice. International Society for Music and Medicine (ISMN) July12-15, 1998.

【第10章】音楽運動療法士になるには

10-1● 資格認定について

現在、野田音楽運動療法研究所が認定している音楽運動療法士(セラピスト)は6名、音楽運動療法士補7名である。それぞれの経歴は、音楽大学の音楽学部・音楽学専攻・音楽教育専攻卒業、または総合大学の教育学部・発達科学部・芸術学部・文学部・体育学部で関連学科を専攻し、その課程を卒業し、音楽運動療法理論を学んだ後、音楽運動療法の臨床経験を5年以上経験し、研鑽した人たちである。

認定資格に必要な学歴と研鑽──原則として音楽大学もしくは総合大学の芸術学部・音楽学部・教育学部などを卒業、もしくは同等の課程を修了した者が、音楽運動療法の理論(講習会受講または大学での講義履修など)を学んだ後、実際の音楽運動療法実施現場での臨床経験を認定音楽運動療法士の指導・監督の下に1週間に最低5時間以上、

3年間(最低限720時間以上)の研鑽が必要である。

音楽運動療法士補および音楽運動療法士——上記の研鑽の後、音楽運動療法の研究実践について療法関連の研究会または学会で研究報告または論文発表を1編以上行った者に音楽運動療法士補の資格が与えられる。さらに認定音楽運動療法士の指導・監督の下に2年間(最低限480時間以上)の臨床経験と研鑽を終え、研究実践を療法関連の研究会または学会で2編以上の研究報告・論文発表した者に認定音楽運動療法士の資格が野田音楽運動療法研究所から与えられる。

音楽療法士から音楽運動療法士になるには——音楽療法士の資格認定(日本音楽療法学会など)を受けている者が、音楽運動療法士の認定を受けるには、認定音楽運動療法士の監督下に1週間最低5時間、2年間(最低限480時間以上)の臨床経験と実践・研鑽を積む必要がある。そのさい、認定音楽運動療法士補と同等の力量を示す療法実践能力を示すことと、研究論文もしくは著書の提出が必要である。

10-2●資格条件について

演奏技術——音楽運動療法には上下運動に合わせた演奏技術が求められるので、相当の訓練が必要である。基本的にピアノの演奏能力は必要で、その他フルート、クラリネット、サックス、トランペットなどの管楽器、ヴァイオリン、チェロなどの弦楽器、アコスティックギターやエレキギター、マリンバや太鼓など打楽器などの演奏が得意な者も療法展開において大切な役割を果たすことができる。
音楽運動療法士はさまざまな音楽演奏ができなければならないため、基本的にはピアノ演奏が主体になるが、他の楽器による優れた演奏技術がある場合や、相当する歌唱力が認められた場合は、その限りではない。

特例——音楽教育を受けていない者でピアノ演奏や楽器演奏ができなくても、療法助手または介助者として音楽運動療法士補に認定す

る場合がある。例えば、体育系や福祉系の大学を卒業して介護実践や教育施設での経験を積み、音楽運動療法の研究や実践に興味をもった方なら、音楽運動療法士の監督下に1週間最低5時間、2年間（最低限480時間以上）の臨床経験と実践・研鑽を積めば資格認定が与えられる。療法の性格上、スポーツ医学・健康科学・運動生理学・ダンス・臨床心理学・音楽心理学および看護学などの関連学科を専攻した方なら音楽運動療法士補に認定されることが可能になる。上手に歌が歌え、ダンスが踊れ、運動能力がある方なら、さまざまな音楽運動療法の現場で活躍の可能性がひらかれている。

多士済々——現在認定されている音楽運動療法士の音楽演奏の実力は、皆リサイタルを開く力量をもったレベルである。音楽家でもあり、演奏家・教育家の専門的な教育を受け、コンクール入賞歴のある者、音楽祭で表彰された者、大学や専門教育機関で講師をしている者、諸施設で指導的立場にいる者たちなど多士済々である。得意とする分野もクラシック、Jポップ、演歌、歌謡曲、童謡、ジャズ、ロックなどさまざまである。

相性——セラピストの好みや適正はもちろんある。しかし、基本的にはあらゆる分野の音楽が演奏できるよう練習している。療法に使用する選曲は対象となる子供や患者さんの好みに合わせて選ぶが、その日の患者さんのようすや状態を判断してできるだけ良いコンタクトの取れるセラピストが担当する。多くの場合、演奏回数を重ねていくうちに自然に担当セラピストが決まってゆく。

10-3 ● 音楽運動療法士に必要な性格と意識および適性

音楽運動療法士を志す者に必要な性格と意識は次の項目である。

❶ 人が好き（なぜ好き、嫌いかを問う）
❷ 世話する（手助けが自分の喜び、人との接触が苦にならない）
❸ 楽しい（何が人にとって楽しいのかを知り、見つける）

❹ 話す（考えを言葉で表すこと、伝わり方に興味をもつ）
❺ 褒める（他人を褒められる自分になる）
❻ 感動する（聴く、見る、匂いを感じる、触れる、食べる）
❼ 発見する（固執しないこと、今までの見方を変える）
❽ 発明する（欲しいものや必要なものを具現化する）
❾ 遊びを創る（時代と社会の流れに合わせて新しい遊びを創る）
❿ 動く（身体を使った遊びや楽しさを表し、身体で考えを表す）
⓫ 好奇心（見ること、真似すること、観察すること）
⓬ 表情をみる（人の思いを読み取り言葉と表情の関連を知る）
⓭ 嘘をつかない（言動を一致させること、目的達成への意志と努力）
⓮ 自分を知ること（自分の思考の原点とその表現を探る）
⓯ 自分を考える（自分の行動の意味を知る）
⓰ 損得を超える（勝ち負けを考えない、目的意識をもち行動する）
⓱ 行動（本音と建前の使い分けをしない）
⓲ 命を考える（感性で捉え、誰のため、何のために生きるのか問う）
⓳ 美的感性を育てる（敏感なこと、美しいと感じるものを探す）
⓴ 時間を感じる（先の流れを読むこと、今を意識する）

以上、箇条書きにしたが、これ以外にもたくさんの人と関わる者として重要なことがある。結論としてセラピストには「人へのやさしさがある人」、献身的に関われる人が向いている。自分の気持（したいこと）と身体（できること）が分離しないよう、自分をコントロールできなければならない。さもないと患者さんや介助・援助を必要とする人びとの気持を知りえないし、こちらの心を伝えることもかなわない。
「すべては自分を知ることから始まり、人を知ることで終わる」ことの自覚こそセラピストに望まれる。

10-4 ● 音楽運動療法の実施場所と関わる人びと

現在、音楽運動療法を行っている施設は脳神経外科病院、リハビリテーション病院、総合病院、学校教育施設、障害児教育施設、発達援助施設、療護センター施設、特別養護老人ホーム、デイケアサービス施設などである。

病院——医師の監督下と看護師の協力のもとに、患者さんの疾病に応じて療法を展開する。例えば脳外傷やクモ膜下血腫、脳動脈瘤破裂による意識障害の患者さんは家族とともに実施。表情変化から読み取れる意思や思いなど、家族でしか知りえない情報を伝えてもらうことで、療法の進め方が決定できる。

学校——子供の発達・障害の程度にもよるが、学校のプレイルームやリズム室などで家族や先生など保護者の参加が望まれる。日常のさまざまな行動や嗜好などが療法のヒントになる。

老人ホームなど——認知症患者さんの療法にも、日常生活を熟知している介護者や家族に参加してもらう。

療法実施場所

▶亜急性期の患者さんの場合ICU内での療法を行う。
▶回復期の患者さんには音楽運動療法室で行う。
▶がん患者さんの療法は個別プログラムにより、できるだけ快適に療法が受けられる音楽運動療法の部屋または病室が良い。
▶失語症患者さんのための音楽運動療法では言語を話すための療法プログラムを作成して音楽・言語リハビリテーションとして実施する。
▶歩行などの運動リハビリテーションは専門ルームまたは音楽運動療法室で実施する。
▶パーキンソン病の患者さんにはボール投げや歩行・縄跳び・リボ

- ン回しなどの運動が行える広いプレイルームがよい。
- 認知症の患者さんは広めのオープンスペースに明るく楽しい雰囲気の環境が望まれる。デイケアサービスが受けられる施設が適している。
- 老人施設では一般的に人の手を借りなければ療法の実施が困難なため、職員や介護ヘルパーさんと家族の参加が必要である。
- 障害児や子供の場合、運動や音楽演奏が楽しくできるプレイルームがよく、ボール投げやミニサッカー、バレーボール、ダンスなどができる広い運動スペースがあるとよい。
- 音楽運動療法は原則的にマンツーマンで行う。

10-5 ● 留意すること

- 同室で順番を待っている時、前の子供や患者さんの療法を見たり聴いたりして自分の療法への期待をふくらませることがある。順番がきて名前を呼ぶと跳び上がって喜ぶ子供も少なくない。
- 子供や患者さんによっては、他人の療法を見ているほうが自分の時より安心するケースもある。レット症候群、エンジェルマン症候群、うつ状態の患者さんなどにその傾向がある。このタイプの患者さんには、療法がストレスにならないように心がけねばならない。
- 直接的な関わりが不得意な自閉症児や子供、人との関わりが困難な精神疾患のある患者さんには、心理状態を読み取り、関心のあることを見つけ出して動機づけする必要がある。
- 発達障害児、自閉症、ダウン症の子供たちには、必要に応じて楽器演奏や運動プログラムを作成し、諸機能やコミュニケーション能力を高めるために、トーキングエイドや音声発声ボールを利用して興味をもたせながら療法を行う。
- 子供たちに楽器演奏の楽しさを経験させることは、演奏能力を高

めるだけでなく、好奇心を喚起し、意欲を高め、今後の活動に自信を与える。さらにまわりの励ましと評価が加わるとその喜びは倍増し、次の課題に挑戦する意欲とエネルギーが生まれ、積極的に生きていく気持にさせる。何より大切なことは楽しく時間を過ごすこと。決して叱らないこと。

10-6 ● 音楽運動療法士の基本姿勢について

音楽運動療法でもっとも重要なのは、患者さんの生活環境や教育環境、社会的経験を考慮して療法を実施することである。以下その留意点について記述する。

❶ 音楽運動療法の実施目的は「さまざまな音楽を使って患者さんの生きる意欲や希望を育て、患者さん自らの意志で生きるエネルギーを蓄え、治癒力を高める」ことにある。
❷ 患者さんが「何に興味をもち、何が生きがいなのか」を確かめ、それを契機にして「喜びを共有するセッション」を展開する。
❸ 音楽と言葉が患者さんの気持にそう選曲はコミュニケーションの確立につながる。
❹ 既製の曲であれ、創作曲であれ、楽しく気持にそうものなら、患者さんとの「エモーショナル」な関係が生まれる。
❺ 「気持や感情を含む音楽」は心を伝える唯一の手段でもある。
❻ 日常生活に密接に結びついている音楽は患者さんの記憶に強く残っているため、治療の良い刺激になる。
❼ 言葉が発せられない患者さんでも言葉の理解力と豊かな感性をもっていることを理解する。
❽ 音楽によってあらわれる表情変化は心の状態を示す。
❾ 音楽の選択によって情動への揺さぶりが可能であり、意識覚醒とコミュニケーションの確立への糸口になる。

⑩ 人に感動を与える音楽の力は治療のエネルギーである。
⑪ ひとつひとつの小さな経験の積み重ねが身体と心の成長を促す。
⑫ 患者さんが現在と過去を比較・反芻できる機会を増やし、未来への意識を促す。できないとあきらめていたことが、ある日、できるようになった事実を確認すれば、新たな挑戦意欲が生まれ、能力の拡大につながる。
⑬ 患者さんの表情や動きに注目し、上手にできたときは褒めたたえる。こうした励ましは患者さんを勇気づけ、回復や新たな能力獲得を保証する。
⑭ 認知機能、運動機能の低下があらわれるのは脳神経回路が不活性状態なため、そのように見えるだけである。
⑮ 行動が遅く反応も鈍い患者さんは、意思表示も不明で痴呆状態に見えたりするが、決して痴呆ではない。
⑯ 患者さんの前に鏡を置いてその姿を映して見せることも重要である。
⑰ 患者さんが大切にしている物や趣味、道具、出来事、それらを活用しての動機づけが治療の鍵になる。
⑱ トランポリンを押しながら呼びかけ、患者さんと思い出話をする。日常生活を思い出させることが治療への動機づけになる。
⑲ 患者さんは話を聞いていないように見えても内容を理解している。それに気づかず「こんなことして無意味じゃないの」、「もうだめだよ」といった無神経な発言はしない。
⑳ 否定的・悲観的な発言は患者さん自身のやる気を失わせてしまう。
㉑ 患者さんの心の動きや希望は数値化できない。しかし、私たちはそれを感じる力を与えられている。
㉒ この療法は強制的な訓練とは違うため、楽しみながら意識集中を促し、認知・運動機能を回復させることができる。
㉓ とくに小児患者にとって身体で覚える感覚が機能獲得・回復になる。
㉔ 情動を刺激する曲は好きな音楽だけではなく、時には年齢不相

応な音楽や突飛な選曲で患者さんや子供に新奇性を体験させると、自発性を引き出せる。

㉕ 家族や友人参加による励ましは、患者さんにとって治療への希望と勇気を与える

㉖ 過去の子供や患者さんの姿を求めるのではなく、今を受け入れてこれからの成長を本人も周囲も望むこと。

㉗ 何よりも大切なのは、限られた時間を大切な人と共に過ごし、語り合い、喜びを共有し、それを感じ合うこと。

㉘ 失語症患者さんでは、強制的に発声を促すだけでは、同じ言葉の反復だけで終わることが多いので注意しなければならない。

㉙ 失語症患者さんの言語能力の回復・獲得は音楽にのせて言語発声練習すれば改善し、コミュニケーション能力が向上するケースがある。

㉚ 上記のような失語症患者さんへは音楽を聴き歌う神経回路を活用し、褒め、励まし、良い気分にして言語発声の意欲を高める。

㉛ 孫や家族に囲まれての療法は幸福感を与える。その刺激は退院時の意識レベルを維持するだけにとどまらず、認識能力を高め、知的理解力を向上させる。

㉜ 在宅療法は病院とは異なり日常生活の場所であるため、記憶されているさまざまな出来事、経験、感情などが想起されやすい。

㉝ 在宅における音楽運動療法の実施と継続は患者さんの知的理解力を向上・継続するだけでなくコミュニケーション能力を高める。

㉞ 家族による療法は、伝えたい意志や伝えようとする意欲がより強いため、コミュニケーション能力が正確で密になる。反対に双方にストレスが高まる場合もあるので注意が必要。

㉟ 人と人の関わりの原点を確認し、家族とともに「生きる意欲を共有する」ことが重要である。

最後に

私たち音楽運動療法士の使命は人間として、子供たちやそれぞれの患者さんの全体像を把握し、より良い人間のありようを伝え合い、確認し、共に生きている喜びを分かち合いながら集うことである。この職務に関わる、医師、看護師、音楽家、セラピストは、人間と人間の関わり合いの最前線にあって、「人を大切に思う心」をもって子供たちや患者さんに接し、患者中心の治療と療法を実施しなければならない。

以下、セラピストとしてもっとも大切な5つの心得を述べる。
❶ 患者さんの身になって療法を行う。
❷ 患者さんの利益と権利を守る療法でなければならない。
❸ 患者さんを研究しても実験材料にしてはならない。
❹ 患者さんを自分の思いどおりにしようとしてはならない。
❺ 患者さんと心から接する。

これらを念頭において健康へ向けての治療法、援助法、演奏法を確立するのが、音楽運動療法の職務につく者の義務でもあり醍醐味でもある。

エピローグ────癒しの原点

音楽との個人的な関わりについて書いておきたい。私は小学4年生の時、初めて楽器を手にした。音楽の授業で使うスペリオパイプ（プラスチック製のリコーダー）だった。楽譜は読めず、聴き覚えた音楽をただ吹いていた。授業で習う音楽も別に難しくもなく吹けた。ある時、教育委員会から指導に来た笛の先生が「誰か笛を吹いてください」と促したので、学校いちばんの笛吹きと自負していた私は得意げにブラームスの『子守唄』を吹いた。吹き終わって、吹き方や歌い方について先生が何か言ってくれるのかなと期待していた。しかし、先生は何も言わず、他の生徒に向かってドレミの指使いを教え出した。その時、「この先生変だ、歌い方より指使いなのだ」と、つまらなく思ったことを覚えている。

母親は教師をしていたので、家に帰っても誰も「お帰り」と言う人はいない。鍵をあけ、鞄を放り投げて夕方まで近所の子供と遊び、暗くなって家に帰ってもまだ母はいない。空腹で仕方なく鞄から笛を出し、好きなメロディを吹く。それが毎日の習慣であった。その後、中学でサックスをはじめ、音楽高校・大学と進学し、音楽療法に出会い、アメリカ、フランスで作曲とサックスを学び、演奏家・作曲家として13年近く欧米に居住。日本に帰国して教育・演奏活動を行っていた時、阪神淡路大震災に見舞われた。家族を大阪に避難させ、ガスも水道も止まり電気しかない夙川の家、ひっそりと静まり返った夜、私はひとりサックスを吹いた。自分の吹く『サマータイム』を聴き、私は涙を流していた。「これっ？　昔にもあった」。小学4年生のころと同じだと気づいた。今、私は癒されている。あの時も「寂しさを癒していたのだ」と。

さまざまな思いは自分の吹くサックスの響きとともに、清らかな湧き水が頭から足先へ流れるように感じられ、うっ積した人へのわだかまりは解けていった。音楽は涙となり、涙は命の水となって再び私に戻ってくるのを感じた。その経験が決定的に私を音楽運動療法の世界に導いた。「癒す者、癒される者の関係は演奏者の思いと聴く者の思いが共感・共有しあった時に初めて癒しを実感する」と悟った瞬間だった。同じ思いをもてるか否かにすべての癒しの原点がある。肩書きや見せかけの音楽は必要としない。音楽家はその意味で純粋でなければ通用しない。自分自身が本当の姿をあらわさない限り、人は本当の心を見せないからである。考えていること、欲していること、今の自分のすべてが露呈している。もし、それが恐いなら音楽運動療法を行う資格はない。療法を必要としている人はそれ以上に悩み、苦しみ、痛みに耐え日々を過ごしているのだから。私たちはそれを救う者として、できる限り学ぶ必要がある。私たちの存在意義を実感し、確認できる唯一の喜びがそこにある。

人を癒す者は対象者と同じ感覚で世界を感じ・考える能力が必要であり、抽象的な言葉による説明は何の力にもならない。身体と心に直接ふれ合う行動こそすべての癒しの原点である。

索引

ア

『愛してる』 152
ICU(集中治療室) 167, 177 - 92, 197
　　NICU(新生児集中治療室) 177, 187 - 88
『愛の賛歌』 48
『赤い靴』 151
『赤いスイートピー』 151 - 52
『赤鼻のトナカイ』 142
亜急性硬化性全脳炎 104
旭川医科大学 46
旭川音楽運動療法連絡会 46 - 50
旭川大学旭川女子短期大学部 46
芦屋音楽運動療法連絡会 55 - 59
芦屋喜楽苑 109 - 17
アスペルガー型→自閉症
アセチルコリン 63, 101, 167
アトピー 47 - 48
アドレナリン 22, 37, 166 - 67, 171
『あなた』 152
アニマル・アシステッド・セラピー 106
アニメ音楽 32, 45, 145 - 46
RO(リアリティー・オリエンテーション) 106
『アルゴリズム体操』 145
アルコール脳症 103
アルツハイマー病 39, 98 - 102, 105, 109
アロマセラピー 137, 168 - 70
『あんたがたどこさ』 65
五十嵐路子 46
『イケナイ太陽』 143
意識 27 - 28
　　──覚醒 13 - 14, 21, 23, 28, 33, 35, 40, 50, 54, 101, 128, 147, 191, 199
　　──集中 13, 15, 27, 33 - 35, 40, 143, 145 - 46
　　──障害 15, 29, 31, 39, 103 - 04, 121 - 58,

166, 186, 190, 197
　　──鎮静 23
石切生喜病院 122, 133 - 54, 161
医者(医師) 25 - 26, 77, 85 - 86, 91, 136, 179, 197, 202
異食 99
『以心電信』 141 - 43
イスラム教徒 23
『いちご白書』 149
『イッツ・オンリー・ア・ペーパー・ムーン』 74
イーノ Eno, B. 186
　　『アンビエント2』 186
　　『サーズデイ・アフタヌーン』 186
井上智史 55 - 59
イルカ 11, 13
インターフェロン 94
ヴァイオリン 10, 15, 82, 186, 194
ヴィブラフォン 22
上原和夫 178
ウェルニケ脳症 103
うつ病(うつ症状) 44, 92, 94 - 95, 100, 198
『ウルトラマンダイナ』 47
運動(機能)障害 28, 31, 53, 61, 107
絵(画) 17, 51, 58 - 59, 92, 106
ALS(筋萎縮性側索硬化症) 102
『Everything』 149
NICU→ICU
NK(ナチュラルキラー)細胞 84 - 87, 91 - 92, 94
海老原貴之 166, 189
MD 12, 157
MMS(Mini-Mental State)法 108 - 11, 117
MRI 98, 184
　fMRI 41
L-ドーパ 63, 68, 73 - 74
LP 180, 182
エレキギター 129 - 130, 134 - 36, 194
『A列車で行こう』 82
演歌 31, 84, 88 - 89, 169, 186, 195
嚥下 129, 141, 145 - 46, 148, 150, 159, 172
園芸療法 107
エンジェルマン症候群 39, 51 - 52, 198
エンヤ Enya 22
大江千廣 67

『大きな栗の木の下で』　53
『大きな古時計』　151
大阪芸術大学　178
　　──藝術研究所研究グループ　107
大西敦子　166, 189
大橋力　12, 182
荻野ひとみ　46
『おさかな天国』　151
尾崎豊　149
『オー・シャンゼリゼ』　32
お手玉　65, 75
お囃子　129
『おもちゃのチャチャチャ』　53, 151
オリベロス　Oliveros, P.　186
　　『ディープ・リスニング』　186
『オーレオレオレオレ(WE ARE THE CHAMP)』　142 - 43
音楽運動療法士(セラピスト)　3, 26, 42, 50, 54, 67, 127, 131, 156, 183, 193 - 202
音楽運動療法士補　193 - 95
音楽家　15 - 16, 25 - 26, 84, 91, 202
音楽療法　3, 12, 21, 77 - 88, 107, 177 - 88, 204
音楽療法士　187, 194
『オン・ザ・サニーサイド・オブ・ザ・ストリート』　69, 168

カ

絵画療法　107
快感　16, 20, 24, 27 - 28, 37 - 38, 70 - 71, 95, 181
回想法　106
蝸牛管　11
学習(の)　27, 38, 44, 60, 93
　　──障害　29
　　──臨界(感受性)期　10
カクテルパーティ現象　178
過食　99
下垂体機能低下症　103
カスタネット　64
片麻痺　102, 105, 107, 146 - 47, 150
片山容一　166
可聴音　12
楽器演奏　15, 198
カテコールアミン　37, 71, 94

カナー　Kanner, L.　44
　　──型→自閉症
カーニバル　37
上川更生ハイム　46
ガムラン　12
仮面様顔貌　66 - 67, 74 - 75
歌謡曲　73, 80, 84, 109, 169, 195
『川の流れのように』　151
がん　39, 77 - 95, 197
　　咽頭がん　85 - 87
　　肝臓がん　88 - 89
　　喉頭がん　85 - 87
　　舌がん　79, 85 - 87
　　直腸がん　85 - 87
　　乳がん　85 - 87
　　肺がん　90
　　白血病　85 - 87
　　リンパ腫　85 - 87, 91, 104
眼球運動障害　102
看護師　25 - 26, 77, 85, 88, 91, 130, 132, 136, 156, 178 - 80, 189 - 90, 197, 202
肝性脳症　103
緩和ケア(疼痛緩和)　77, 86, 88 - 93, 181 - 83
『キエンセラ』　32
記憶障害　98, 103
『キセキ』　54 - 55
ギター　82 - 83, 194
木下浩司　166, 189
『貴婦人の乗馬』　47
『キャッツ』　82
ギャバ(GABA: ガンマアミノ酪酸)　63, 70
QOL(生活の質)　84 - 90
京都音楽運動療法連絡会　50 - 55
京都大学認知症研究グループ　107
強迫性障害　44
巨頭症　39
筋萎縮　128
筋緊張　31, 153
筋拘縮　126 - 27, 191
筋固縮　61, 68 - 69, 73 - 74, 90
クジラ　11
クモ膜下出血→脳血管障害
クラシック　31, 80, 83 - 84, 88, 168 - 72, 179,

207

186, 195
クラプトン　Clapton. E. P.　135
『ティアーズ・イン・ヘブン』　135
クラリネット　194
栗原公司　166, 189
グルタミン酸　101
グレイ　Cray, D.　23
『バビロン』　23
『クレヨンしんちゃん』　142 - 43, 145
クロイツフェルト・ヤコブ病　104
結節性硬化症　43, 49 - 50
幻覚　62, 99
弦楽器　23
言語(言葉)　17 - 18, 21, 29, 31, 43, 51 - 52, 55, 79, 83, 103, 108 - 16, 132, 140, 145, 147, 152 - 53, 163, 197, 199, 201
　──障害　102, 105, 146 - 47
　──発達遅滞　52
現代音楽　31, 44, 181
幻聴　62
構音障害　102, 104
高血圧　22
高周波　11 - 13, 180, 182
甲状腺機能低下症　103
向精神薬　106
硬膜下血腫　133, 139, 166, 170, 188, 190 - 91
　慢性──　105
硬膜下水腫　141
コウモリ　11
五感刺激　34, 51, 128 - 30
国際疼痛学会　93
骨粗鬆症　14
『ゴッドファーザー』　69
言葉遊び　55
鼓膜　11
コンガ　32

サ

サイコオンコロジー　91
在宅音楽運動療法　144 - 45, 148, 153 - 59, 201
財津和夫　80
　『心の旅』　80, 169
　『サボテンの花』　80, 169

サイトカイン　94 - 95
サイモントン療法　92
作業療法士　25, 156
櫻井淳　166, 189
サックス(楽器)　48, 72, 167 - 68, 189, 194, 204 - 05
サックス　Sacks, O.　37
サティ　Stie, E.　82, 186
　『ジムノペティ』　186
　『ジュ・トゥ・ヴ』　82
『サテンドール』　69
『サマータイム』　18 - 19, 69, 204
サルコイドーシス　105
『サンタが町にやってきた』　142
Jポップ　31, 53 - 55, 195
シェーグレン症候群　105
シーガル　Segal, D.　38
自己免疫疾患　105
ジスキネジア(不随意運動)　62, 73, 102
姿勢障害　73 - 74
姿勢反射　35, 40
　──障害　61
自然治癒力　79, 85, 91 - 92
自然倍音　12, 82
失語症　31, 76, 146, 150, 152 - 53, 197, 201
実質型神経梅毒　104
CD　12, 79, 85, 157, 179, 182, 186
CT　41, 58, 133, 137, 141
自閉症　29, 39, 41 - 49, 53, 183, 198
　アスペルガー型　42, 44
　カナー型　44
島田英子　46
ジャズ　44, 54, 72 - 74, 88, 132, 167, 169 - 70, 179, 195
じゃんけん　132, 134, 137, 140, 143
重心移動　29, 66 - 67, 112, 126, 128
重力　13 - 15, 66
　抗重力姿勢　13, 33, 35 - 36, 40, 54, 66, 123, 126, 166
　従重力姿勢　34, 40, 127
シューベルト　Schubert, F. P.　82, 89
　『楽興の時』　82
　即興曲　82

シューマン　Schumann, R. A.　81
唱歌　88
情動　13, 24, 30, 35, 69, 78 - 79, 92 - 95, 146 - 47, 153, 181, 183, 199 - 200
小頭症　39
『少年時代』　149
小脳変性症　39, 109, 112
褥瘡（床ずれ）　128
植物状態（遷延性意識障害）　76, 121 - 59, 161 - 65, 177, 188 - 92
　植物症（PVS）スコア　122, 125, 139 - 40, 143, 145 - 47, 151 - 54, 162 - 65
ショパン　Chopin, F. F.　82, 89, 150, 186
　『幻想即興曲』　82
　ノクターン　186
　マズルカ　82
　ワルツ　82
ジョプリン　Joplin, S.　45
　『エンターティナー』　45
自律神経　18, 20 - 23, 61, 83, 86, 138, 184, 190 - 91
　交感神経　18, 20, 22 - 23, 69, 83
　副交感神経　20, 22 - 23, 69
シロフォン　187
新奇性　20, 147, 201
『ジングルベル』　142
神経回路（の）　15, 62 - 63
　再編　15, 27 - 28, 35 - 36
神経伝達物質　15, 36 - 38, 40, 43, 54, 62 - 63, 70, 95, 101, 172, 191
神経ベーチェット　105
進行性核上性麻痺　102, 112, 115
進行性多巣性白質脳症　104
『慎吾ママ』　150 - 51
振戦（ふるえ）　61, 68 - 69, 71, 74 - 75
水頭症　39, 55, 57, 105, 148, 153
髄膜炎　55, 57, 104, 121
髄膜浸潤　104
睡眠　92, 182 - 86
　──障害　99, 183 - 86
すくみ足　66
『スターダスト』　82
『スッカラ スカンク』　145

ストレス　23, 38, 45, 47, 54, 78 - 79, 82, 93, 156, 177, 180, 183 - 86, 198
　──ホルモン　12
すり足　66
生活共同作業療法　107
精神科医　92
精神発達遅滞（知的障害）　29, 39, 49 - 50, 103
精神病院　23
生命維持　14 - 15, 17, 21, 34 - 35, 40, 171
脊椎症　109, 112
摂食訓練　129, 141, 156
絶対音感　10
セラピスト→音楽運動療法士
セラピーボール　148
セロトニン　44, 67, 95, 101
遷延性意識障害→植物状態
染色体異常　51, 54
尖足　128, 148
『センチメンタル・ジャーニー』　80
前庭感覚　31, 35, 40, 128
せん妄　100
双極性障害　39, 44
『ぞうさんのぼうし』　145
咀嚼　172
蘇生後脳症　39, 50 - 51
即興演奏　45, 180

タ

太鼓（打楽器）　2, 21, 48, 83, 129, 194
　──言語　2
　和太鼓　21 - 22
『第三の男』　74
大脳皮質基底核変性症　102
ダウン症　39, 42, 198
ダニ族　183
谷村新司　80
　『いい日旅立ち』　80
多発性硬化症　105
ターミナルケア（末期医療）　88 - 91
ダンス　51, 67, 69, 138, 143, 195, 198
タンバリン　64, 134
チェロ　194
チェンバロ　82

チック症状　47 - 48
『ちびまる子』　143
チャイコフスキー　Tchaikovsky, P. I.　45
　　ピアノ協奏曲　45
『茶色の小瓶』　82
『チューリップの歌』　45
DBS（脳深部電気刺激）　62, 122
DCS（脊椎後索電気刺激）　122, 137, 148
DSIP（デルタ睡眠誘発ペプチド）　93
低血圧　22
　　起立性——　128
低血糖症　103
低酸素脳症　39, 50, 103, 121, 154, 161 - 64
低周波　11 - 13
『ティー・フォー・トゥー』　32, 69, 72
『鉄腕アトム』　74
寺田真澄　46
デロング　Delong, G. R.　43 - 44
てんかん　10, 50, 53, 56
電子ピアノ（キーボード）　73, 187, 189
『テンダリー』　81
動眼神経系　35, 40
統合失調症　39
透析脳症　103
頭部外傷後遺症　39, 105, 121, 161 - 64
『Tomorrow』　151
童謡　88, 109, 151, 195
トーキングエイド　132, 142, 151, 189 - 90, 198
『となりのトトロ』　142
ドーパミン　22, 37, 61 - 63, 66 - 67, 70 - 71, 101, 166 - 67, 170 - 74
『ドラゴンボール』　142
トランペット　82, 194
トランポリン　13 - 16, 20, 28, 33 - 35, 40, 45 - 57, 64 - 67, 71 - 77, 88 - 90, 109, 112, 123, 126 - 36, 140 - 49, 153 - 59, 166, 170, 200
『とんぼ』　169

ナ

内因性オピオイド（脳内麻薬）　37, 70 - 71, 93 - 95
　　エンケファリン　63, 70
　　エンドルフィン　70 - 71, 167
『ナージャ』　142, 144 - 45

縄跳び　65, 74, 197
西川恵理　166, 189
日本意識障害学会　122, 124, 162
日本大学板橋病院救命救急センター　166 - 67, 188
ニューミュージック　80
『忍たま乱太郎』　142
認知症　39, 97 - 119, 197 - 98
脳（の）
　　運動系　37, 62 - 63, 70, 132
　　学習性　10, 36, 40
　　可塑性　9, 11, 36, 40
　　障害　29, 39, 41
　　情動系　3, 70, 153
　　小脳　36, 38, 58, 70
　　代償性　10 - 11, 36, 40
　　大脳基底核　68, 102
　　　　黒質　61 - 63
　　　　線条体　61 - 63, 102
　　　　　　側坐核　94
　　　　　　尾状核　68, 102
　　　　　　レンズ核　68
　　　　　　　　淡蒼球　62, 68
　　　　　　　　被核　68
　　大脳皮質（新しい脳）　12 - 14, 17, 21, 34 - 37, 40, 68 - 69, 100 - 02, 150
　　　　後頭葉　30, 133
　　　　前頭葉　30, 35 - 36, 38, 58, 63, 68, 102, 116, 132, 141, 153
　　　　　　前頭前野　35, 40, 94, 141
　　　　側頭葉　12, 30, 43, 100, 102, 132, 141, 153
　　　　言語野
　　　　　　ウェルニケ野　30, 34, 58
　　　　　　ブローカ野　30, 34, 58
　　　　頭頂葉　30, 100, 102
　　（大脳）辺縁系（古い脳）　14, 36, 38, 40, 92 - 94
　　　　海馬　12, 35 - 36, 44, 94, 172 - 73
　　　　扁桃体　35 - 36, 38, 93 - 94
　　ドーパミン神経系
　　　　A6　37 - 38, 172 - 73
　　　　A9　37, 62 - 63, 172 - 73
　　　　A10　37, 62, 172 - 73
　　脳幹（もっとも古い脳）　12 - 14, 17, 21, 34 - 37, 40, 94, 128, 163, 182

延髄　12, 17
視床　12, 17, 62, 68, 94, 182
視床下部　36, 38, 70, 103, 163
青斑核　36, 38, 93, 172-73
脳幹網様体　36, 94
報酬系　37, 94
脳炎　39, 104-05, 121, 161-64
　インフルエンザ脳症　39
　ヘルペス脳炎　43
　ライ症候群　39
脳寄生虫　104
脳虚血　121
脳血管障害（脳卒中）　39, 98-99, 101-02, 107, 161-64
　クモ膜下出血　39, 121, 137, 141, 153-54, 197
　脳梗塞　39, 90, 101, 112, 114, 121, 133, 146, 150, 153-54, 166, 170
　脳出（溢）血　39, 101, 121, 154, 166, 170
　脳塞栓　101
脳血流　67-68, 70, 102
脳挫傷　133, 141, 143, 148, 167, 170, 188-91
脳腫瘍　104
脳性麻痺　29, 39, 42, 53, 103
脳脊髄炎　105
脳低温療法　122, 154
脳内麻薬→内因性オピオイド
脳膿瘍　104
脳波　30, 41, 102, 134, 182
脳浮腫　121
脳ヘルニア　121
脳リピドーシス　103
野田音楽運動療法研究所　166, 193-94
野田式認知機能スケール　117-19
ノルアドレナリン　22, 37, 95, 101, 166-67, 170-74

ハ

徘徊　99, 101, 106
ハイパーソニック　182
パーキンソン　Parkinson, J.　61
パーキンソン病　29, 32, 39, 61-76, 90, 102, 109, 112-14, 121, 197
長谷川式簡易知能スケール　108

改訂——　110-17
発達障害　29-30, 42, 198
服部俊子　178
バッハ　Bach, J. S.　81, 83
『G線上のアリア』　81
『バナナの親子』　138, 147
ハープ　22, 82-83, 186
ハーモニー（和声）　3, 22, 80-82, 131, 185
林成之　166
バランス（平衡）感覚　14, 29, 31, 35, 40, 52, 126, 128
バレーボール　65
バロック　181
阪神淡路大震災　17, 183, 204
ハンチントン（舞踏）病　102
ハンドベル　131, 133-34, 136, 141, 145
ピアノ　10, 15, 22, 44-48, 72-73, 82, 84, 89, 109, 112, 150, 152, 167-69, 172, 186, 194
『ひかる・かいがら』　53
ビタミンB1欠乏症　103
ビタミンB12欠乏症　103
ピック病　102
PTSD（心的外傷後ストレス障害）　93-94
PVSスコア→植物症スコア
『陽のあたる道』　18-19
P物質（サブスタンスP）　63
び漫性レビー小体病　102
兵庫医科大学病院　71
拍子木　131
『ひょっこりひょうたん島』　151
ピンク・レディー　51
フィジオボール　48, 60, 126-28
フィジオロール　60, 136, 138
風船遊び　132
笛　129
フクロウ　11
不眠症→睡眠障害
フラダンス　67, 116, 147
ブラームス　Brahms, J.　204
『子守唄』　204
『フラワー』　53
ブルガリアの女性民族合唱　12
フルート　82, 194

PET（ポジトロン断層法）　12, 67 - 70, 182
ベートーベン　Beethoven, L.v.　81
ペラグラ　103
歩行障害　29, 53, 71, 73 - 74, 105
『慕情』　69, 82
ホスピス　82 - 83
北海道教育大学旭川校　46
ポップス（ポピュラー）　31, 54, 82, 84, 88, 167, 179, 186
ボール投げ　15 - 16, 32, 64 - 65, 73 - 75, 132, 190 - 91, 197 - 98
『ホワイト・クリスマス』　82
ボンゴ　145, 151

マ

前田行雄　136
マーチ（行進曲）　21 - 22
マッサージ　64, 67, 74, 89, 126, 131, 140 - 42, 168, 186
松本松圭　166, 189
『真夜中のナイチンゲール』　151
マラカス　47, 131
マリンバ　194
慢性期意識障害のスコアリング法　122 - 125, 162
味覚障害　141
美空ひばり　89
ミトコンドリア異常　68
ミトコンドリア脳筋症　103
ミニトランポリン　157 - 58, 189 - 91
ミュンスター大学附属病院　186
民族音楽　31
無意識　15 - 16, 22, 36, 79, 130
無動・寡動　61
瞑想　22
メガボール　33, 40, 53 - 54, 60, 73, 90, 112, 114, 127 - 28, 134, 137 - 38, 148, 151, 154, 157, 166 - 70, 189 - 91
メニューヒン　Menuhin, Y.　78
メロディ（旋律）　21 - 22, 80 - 82, 131, 150, 180, 185, 204
免疫活性　12, 95
妄想　62, 98 - 99
モシ族　2

モーツァルト　Mozart, A. W.　45, 82 - 83, 186 - 87
『トルコ行進曲』　45, 149
『モナリザ』　81
モノアミン　37, 166, 172 - 73
『森のくまさん』　53
『森の水車』　54
守谷俊　166, 189
モルヒネ　90

ヤ

薬物中毒　104
山口順子　166, 189
山本京子　166, 189
ヤールの重症度分類　71 - 74
『YOUNG MAN（Y.M.C.A.）』　142 - 43
『勇気りんりん』　141 - 42
有酸素運動　116
『夜空ノムコウ』　53
淀川キリスト教病院　178 - 79

ラ

『Love Love Love』　151
ラーガ　181
ラッパ　169
ラテン音楽　32
ランナーズ・ハイ　71
理化学研究所　38
理学療法士　25, 156
リズム　2 - 3, 15 - 16, 21 - 22, 33, 64, 69, 79 - 82, 126, 133, 138, 168, 181, 185
リハビリテーション　11, 13, 25, 36 - 38, 40, 48, 60, 75 - 76, 107, 122, 126, 128 - 132, 136, 143, 150, 156 - 57, 187, 197
リボン回し　32, 64, 75, 197 - 98
臨床心理士　92
ルンバ　72
レット症候群　39, 52 - 55, 198
老人斑　101
ロック　22 - 23, 31, 134, 195
『六甲おろし』　32, 151
ロボット・ぬいぐるみ・セラピー　107
『ロミオとジュリエット』　69

【付録】──音楽運動療法のための基本資料

- 表01────音楽運動療法問診表
- 表02────音楽運動療法実施記録
- 表03────音楽運動療法評価表❶ 抗重力姿勢
- 表04────音楽運動療法評価表❷ 味覚・嚥下
- 表05────音楽運動療法評価表❸ 発声・構音・発語能力
- 表06────音楽運動療法実施計画書
- 表07────音楽運動療法で使用する音楽リスト

▶表01──音楽運動療法問診表

検査日： 年 月 日 曜日
検査者：

氏名： 　　　　　　　　　　男・女

生年月日：
明・大・昭・平　　年　　月　　日生　年齢　　歳

連絡先：

診断名：

既往歴：

発症：

症状：

音楽の好み（好きな歌い手や音楽および音楽環境など）

好きな人、趣味、嫌いなことなど

▶表02 —— 音楽運動療法実施記録

氏名：

年　月　日　曜日

導入および展開：　　　　　　　　　　　　　曲目：

考察：

次回実施予定項目：

記録者：

▶表03──音楽運動療法評価表 ❶　抗重力姿勢

氏名：

		年　月　日　時			年　月　日　時
[抗重力姿勢]		[評価項目]	[抗重力姿勢]		[評価項目]

頭上げ：　　　　　　　　　　分　　　秒　　　　**頭上げ**：　　　　　　　　　　分　　　秒

座位保持：　　　　　　　　　　　　　　　　　　**座位保持**：

介助あり：　　　　　　　　　　分　　　秒　　　　介助あり：　　　　　　　　　　分　　　秒

介助なし：　　　　　　　　　　分　　　秒　　　　介助なし：　　　　　　　　　　分　　　秒

立位保持：　　　　　　　　　　　　　　　　　　**立位保持**：

介助あり：　　　　　　　　　　分　　　秒　　　　介助あり：　　　　　　　　　　分　　　秒

介助なし：　　　　　　　　　　分　　　秒　　　　介助なし：　　　　　　　　　　分　　　秒

歩行：　　　　　　　　　　　　　　　　　　　　**歩行**：

介助あり：　　　　　　　　　　メートル　　　　　介助あり：　　　　　　　　　　メートル

介助なし：　　　　　　　　　　メートル　　　　　介助なし：　　　　　　　　　　メートル

導入・展開・曲目など：　　　　　　　　　　　　**導入・展開・曲目など**：

結果：　　　　　　　　　　　　　　　　　　　　**結果**：

記録者：

▶表04 ── 音楽運動療法評価表 ❷　味覚・嚥下

氏名：

	年　月　日　時		年　月　日　時
[味覚・嚥下]	[評価項目]	[味覚・嚥下]	[評価項目]
味覚反応：		**味覚反応**：	
蜂蜜：	良　／　否	蜂蜜：	良　／　否
レモン：	良　／　否	レモン：	良　／　否
醤油：	良　／　否	醤油：	良　／　否
わさび：	良　／　否	わさび：	良　／　否
嚥下反応：		**嚥下反応**：	
お茶：	良　／　否	お茶：	良　／　否
ジュース：	良　／　否	ジュース：	良　／　否
スープ：	良　／　否	スープ：	良　／　否
ヨーグルト：	良　／　否	ヨーグルト：	良　／　否
あめ：	良　／　否	あめ：	良　／　否
おかゆ：	良　／　否	おかゆ：	良　／　否
ゼリー：	良　／　否	ゼリー：	良　／　否
カール：	良　／　否	カール：	良　／　否
その他：	良　／　否	その他：	良　／　否
目標：		**目標**：	
導入・展開：		**導入・展開**：	
曲目：		**曲目**：	
記録者：			

特記事項：まばたき、指や手足を動かすなど意志疎通手段の有無を調べる。

▶表05 ── 音楽運動療法評価表 ❸　発声・構音・発語能力

氏名：

　　　　　　　　　　　　　　　　　　　　　　　　　　　　　年　　月　　日　　曜日

[発声・構音・発語]　　　　　　　　　　　　　　　　　　　　　　　　　　　　[評価項目]

あ	良／否		か	良／否	が	良／否	ギャ 良／否	キャ 良／否
い	良／否		き	良／否	ぎ	良／否		
う	良／否		く	良／否	ぐ	良／否	ギュ 良／否	キュ 良／否
え	良／否		け	良／否	げ	良／否		
お	良／否		こ	良／否	ご	良／否	ギョ 良／否	キョ 良／否
な	良／否	ニャ 良／否	さ	良／否	ざ	良／否	ジャ 良／否	シャ 良／否
に	良／否		し	良／否	じ	良／否		
ぬ	良／否	ニュ 良／否	す	良／否	ず	良／否	ジュ 良／否	シュ 良／否
ね	良／否		せ	良／否	ぜ	良／否	ジェ 良／否	シェ 良／否
の	良／否	ニョ 良／否	そ	良／否	ぞ	良／否	ジョ 良／否	ショ 良／否
ま	良／否	ミャ 良／否	た	良／否	だ	良／否	チャ 良／否	
み	良／否		ち	良／否	ぢ	良／否		
む	良／否	ミュ 良／否	つ	良／否	づ	良／否	チュ 良／否	
め	良／否		て	良／否	で	良／否	チェ 良／否	
も	良／否	ミョ 良／否	と	良／否	ど	良／否	チョ 良／否	

や	良／否			は	良／否	ば	良／否	ピャ	良／否
ゆ	良／否			ひ	良／否	び	良／否		
よ	良／否			ふ	良／否	ぶ	良／否	ピュ	良／否
ら	良／否	リャ	良／否	へ	良／否	べ	良／否		
り	良／否			ほ	良／否	ぼ	良／否	ピョ	良／否
る	良／否	リュ	良／否	ぱ	良／否	ビャ	良／否	ヒャ	良／否
れ	良／否			ぴ	良／否				
ろ	良／否	リョ	良／否	ぶ	良／否	ビュ	良／否	ヒュ	良／否
わ	良／否			べ	良／否				
を	良／否	ん	良／否	ぼ	良／否	ビョ	良／否	ヒョ	良／否

特記事項：

記録者：

▶表06──音楽運動療法実施計画書

作成日： 　年　月　日　曜日
作成者：

氏名： 　　　　　　　　　男・女

生年月日：
明・大・昭・平　　年　　月　　日生　年齢　　歳

診断名：

症状：

短期改善目標：（例えば発声・構音など）（Yes, Noの返事、指を動かすなど）

導入・展開：

曲目など：

結果：

記録者：

長期改善目標：(言語・会話など)(トーキングエイドで会話するなど)

導入・展開：

曲目：

結果：

記録者：

▶表07──音楽運動療法で使用する音楽リスト

さまざまな分野の音楽があり、演奏の仕方も千差万別である。しかし運動性の観点からみると、上下運動系と水平運動系に大別することができる。音楽のリズムを変化させて動きに合わせることは訓練によって可能になるが、音楽のメロディ本来の雰囲気を大切にしようとすると、表現の限界がある。以下に示した上下運動系と水平運動系は、一応の目安となり、患者さんとの共有世界やセッションの全体像を創り出すのにも有効である。

また、少し高度な表現になるが、水平運動系の楽曲を左右に揺れながらの上下運動系リズムで演奏することにより、優美で生き生きした音楽運動療法の展開が可能になる。

A：抗重力・上下運動系（覚醒）
B：従重力・水平運動系（鎮静）

●童謡

- A アイアイ
- A 犬のおまわりさん
- A おんまはみんな
- A お馬の親子
- A 草競馬
- A おつかいありさん
- A おもちゃのチャチャチャ
- B 大きな栗の木の下で
- B ちょうちょう
- A あんたがたどこさ
- B 赤いくつ
- A きしゃポッポ
- A かもめのすいへいさん
- B 大きな古時計
- B かたつむり
- B シャボンだま
- B ぞうさん
- B チューリップ
- B 七つの子
- A 手をたたきましょう
- B どんぐりころころ
- B とんぼのめがね
- B かえるの合唱
- B めだかのがっこう
- B やぎさんゆうびん
- B ゆうやけこやけ
- A 森のくまさん
- B きらきら星
- B おかあさん
- A クラリネットをこわしちゃった
- A 線路はつづくよどこまでも

- A 手のひらを太陽に
- A 山の音楽隊
- A ドレミの歌
- A グリーングリーン
- A 気球にのってどこまでも
- A ゆかいな牧場
- B あめふりくまのこ
- A いとまきまき
- A ウンパッパ

●唱歌・その他

- B もみじ
- B 里の秋
- B 赤とんぼ
- B ふるさと
- A 雪
- B 浜辺の歌
- B 夏の思い出
- B 荒城の月
- B 富士山
- B 花
- B 早春賦
- B はにゅうの宿
- B エーデルワイス
- B 追憶（スペイン民謡）
- B アロハ・オエ
- B 夢路より
- B エーデルワイス
- B 追憶（スペイン民謡）
- B アロハ・オエ
- B サウンド・オブ・ミュージック
- B アニー・ローリー

●シャンソン・ポピュラー・映画音楽

- A オー・ソレ・ミオ
- B サンタ・ルチア
- B パリの空の下
- B 愛の賛歌
- B ある愛の詩
- B モナリザ
- A オンリー・ユー
- A 悲しき天使
- A 恋は水色
- A コンドルは飛んで行く
- B ゴッドファーザー
- B 白い恋人たち
- B ジェルソミーナ
- B 太陽がいっぱい
- A 浪路はるかに
- B バラ色の人生
- B ふたりの天使
- A ほほにかかる涙
- B マルセリーノの歌
- A 魅惑のワルツ
- B ムーン・リバー
- B 夜空のトランペット
- A 旅情
- B ロミオとジュリエット
- B アマポーラ
- A アローン・アゲイン
- B 雨にぬれても
- B エデンの東
- A エンターティナー
- A オーラ・リー
- B シェルブールの雨傘

- B 故郷の人々
- A 茶色の小瓶
- B 80日間世界一周
- B 星に願いを
- B 慕情
- A ユー・アー・マイ・サンシャイン
- A タラのテーマ
- A ラーラのテーマ
- B マイ・ウェイ
- A オリーブの首飾り
- A キエンセラ
- B ベサメ・ムーチョ
- A ある恋の物語

●ジャズ

- A ティー・フォー・トゥー
- A イッツ・オンリー・ア・ペーパームーン
- A サテンドール
- A センチメンタル・ジャーニー
- B スターダスト
- B ラウンド・ミッドナイト
- A ユード・ビー・ソー・ナイス・トゥ・カム・ホーム・トゥ
- B ボディ・アンド・ソール
- A ザ・マン・アイ・ラブ
- B サマータイム
- A 素敵なあなた
- B エヴリシング・ハップン・トゥ・ミー
- A アイ・リメンバー・クリフォード
- A セントルイス・ブルース
- A タブー
- B ミスティー
- B マイ・ファニー・バレンタイン
- A オン・ザ・サニー・サイド・オブ・ザ・ストリート
- B オーバー・ザ・レインボー
- A 9月の雨
- A オール・オブ・ミー
- B アズ・タイム・ゴウズ・バイ
- B ニューヨークの秋
- B 枯葉
- B 酒とバラの日々
- B ジョージア・オン・マイ・マインド

- B イパネマの娘
- B ムーンライト・セレナーデ
- A ソフトリィ・アズ・イン・ア・モーニング・サンライズ
- B テネシーワルツ
- A A列車で行こう
- B 想い出のサンフランシスコ
- B 煙が目にしみる
- B テンダリー
- B ピンク・パンサー

●Jポップ・フォークソング

サザンオールスターズ
- B 白い恋人達
- B 涙のキッス
- B 真夏の果実
- A TSUNAMI
- A HOTEL PACIFIC
- A 涙の海で抱かれたい
- A 波乗りジョニー
- A チャコの海岸物語
- A いとしのエリー

高橋真梨子
- B ジョニーへの伝言
- B 五番街のマリーへ
- B for you

Dreams Come True
- B 未来予想図Ⅱ
- B LOVE LOVE LOVE

松田聖子
- A 赤いスイートピー
- B あなたに逢いたくて

夏川りみ
- B 涙そうそう
- B 童神(わらびがみ)

元ちとせ
- B ひかる・かいがら
- B ワダツミの木
- B いつか風になる日

チューリップ
- B サボテンの花
- A 心の旅

今井美樹
- B PRIDE

Aiko
- A ボーイフレンド

MISIA
- B Everything
- B 眠れぬ夜は君のせい

長渕剛
- A 乾杯
- A とんぼ
- A 順子

Mr.Children
- A Everything

小坂明子
- A あなた

ビリーバンバン
- B 白いブランコ

谷村新司
- A 昴

プリンセス・プリンセス
- A Diamonds

X JAPAN
- B Forever Love

ル・クプル
- A ひだまりの詩

井上陽水
- A 少年時代

島谷ひとみ
- A 亜麻色の髪の乙女

イルカ
B なごり雪

森山良子
B この広い野原いっぱい

GLAY
A グロリアス

河島英五
A 酒と泪と男と女

小柳ユキ
B 心の鍵〜remain〜

森山直太朗
A さくら

海援隊
A 贈る言葉

五輪真弓
B 恋人よ

小柳ルミ子
B 瀬戸の花嫁

Re:Japan
A 明日があるさ

岡本真夜
A Tomorrow

宇多田ヒカル
B First Love

福山雅治
B 桜坂

Kinki Kids
A フラワー

V6
A WAになって踊ろう

青い鳥
A 翼をください

円ひろし
A 夢想花

尾崎豊
B I Love You

THE BOOM
B 島唄

石嶺聡子
B 花

慎吾ママ
A 学園天国
A 慎吾ママのおはロック

中島美嘉
B 愛してる
B Find the way
B 雪の華

SMAP
B SHAKE
B 夜空ノムコウ
B らいおんハート
B セロリ
B 世界に一つだけの花

kiroro
B 未来へ
B Best Friends

花*花
B さよなら大好きな人
A あ〜よかった
A おうちへ帰ろう

竹内まりや
B 真夜中のナイチンゲール
B 天使のため息

山口百恵
B いい日旅立ち

B 秋桜(コスモス)

大塚愛
A さくらんぼ

オレンジレンジ
A 以心電信

一世風靡セピア
A 前略、道の上より

TOKIO
A 宙船

GReeeeN
A キセキ

● 演歌・懐メロ

A せんせい
A 長崎は今日も雨だった
A 北酒場
B 夜来香(イエイ ライ シャン)
A 与作
A 風雪流れ旅
A そして…めぐり逢い
B 夜霧よ今夜もありがとう
A ふたり酒
A 人生いろいろ
A 北の宿から
A 銀座の恋の物語
A 軍艦マーチ
A 戦友
B 南国土佐を後にして
A ろくでなし
A 月がとっても青いから
A きいろいサクランボ
A お座敷小唄
A りんごの歌
B 遠くへ行きたい
A 天城越え
A 君といつまでも
B シクラメンのかほり
A 港町十三番地
B 愛燦燦
A ブルーシャトー

- B 川の流れのように
- A りんご追分
- A 365歩のマーチ
- A 兄弟船
- A 赤いグラス
- A 東京ブギウギ
- A 函館の女
- A 高原列車は行く
- A 上を向いて歩こう
- A 津軽海峡冬景色
- B 見上げてごらん夜の星を
- A 氷雨
- A 有楽町で逢いましょう
- A そして神戸
- A 東京音頭
- A 青い山脈
- A サントワマミー
- A 箱根八里の半次郎
- B 星影のワルツ
- A 狙いうち
- A UFO
- A 憧れのハワイ航路
- A お富さん
- A 北国の春
- A 銀座カンカン娘
- B 知床旅情
- B 悲しい酒
- A 東京キッド
- A 真っ赤な太陽
- A サウスポー

●アニメ・ウルトラマン系

- A ウルトラマン コスモス ED
- A ウルトラマン コスモス OP
- A アバレンジャー OP
- A アバレンジャー ED
- A 仮面ライダー 555
- A 仮面ライダー 龍騎
- A ハリケンジャー
- A 100% 勇気（忍たま乱太郎）
- B 世界がひとつになるまで（忍たま乱太郎）
- A ヒカリへ（ワンピース）
- A ひょっこりひょうたん島
- A 鉄腕アトム

- A ルパン三世
- A タッチ
- A 宇宙戦艦ヤマト
- A 翔べ！ ガンダム
- A となりのトトロ
- A さんぽ
- B いつも何度でも（千と千尋の神隠し）
- B 風になる（猫の恩返し）
- A ガッチャマン
- A 明日のナージャ OP
- A 明日のナージャ ED

●洋楽

ジミ・ヘンドリックス
- A パープル・ヘイズ

エリック・クラプトン
- A チェンジ・ザ・ワールド
- B ティアーズ・イン・ヘブン
- A いとしのレイラ

ビートルズ
- A ヘイ・ジュード
- B イエスタディ
- A レット・イット・ビー

カーペンターズ
- B イエスタディ・ワンス・モア

マライア・キャリー
- A ヒーロー
- A ウィズアウト・ユー

イーグルス
- B デスペラード

ビリー・ジョエル
- B オネスティ

アンドレ・ギャニオン
- B めぐり逢い

アバ
- A ダンシング・クイーン

ボーイズ・タウン・ギャング
- A 君の瞳に恋してる

リチャード・クレイダーマン
- A 渚のアデリーヌ

セリーヌ・ディオン
- A トゥー・ラブ・ユー・モア
- A マイ・ハート・ウィル・ゴー・オン

●クラッシック

ドヴォルザーク
- A ユモレスク

シューベルト
- B 即興曲 op.90－No.2
- B 即興曲 op.90－No.4
- B 即興曲 op.142－No.3
- B アヴェマリア
- B セレナーデ

ショパン
- A 幻想即興曲 op.66
- A 子犬のワルツ op.64－No.1
- A 軍隊ポロネーズ op.40－No.1
- B 24の前奏曲 op.28－No.15 雨だれ
- B マズルカ 変ロ長調 op.7－1
- B 24の前奏曲 op.28－No.7 イ長調
- B 12の練習曲 op.10－No.3 別れの曲
- A ワルツ 変イ長調 op.69－1

リスト
- B 愛の夢 第3番
- B 慰め 第3番

バタジェフスカ
- A 乙女の祈り

ドビュッシー
- B アラベスク ホ長調
- B ベルガマスク組曲 No.3月の光

ベートーヴェン
- B エリーゼのために
- B 悲愴ソナタ
- B 月光のソナタ
- A 歓びの歌
- B メヌエット

ブラームス
- A ハンガリー舞曲 第5番
- B ワルツ 変イ長調
- B 子守歌 op.49－No.4

モーツァルト
- A キラキラ星変奏曲
- A トルコ行進曲
- B アヴェ・ヴェルム・コルプス

マリー
- A 金婚式

シューマン
- B トロイメライ
- A 幻想小曲集 op.23－No.3

チャイコフスキー
- B 白鳥の湖
- A 花のワルツ
- B 舟歌
- B 松雪草

ヘンデル
- A 愉快な鍛冶屋

グリーグ
- B アリエッタ
- B ソルヴェイグの歌

ムソルグスキー
- B オールド・キャッスル

グラナドス
- B インテルメッツォ

ピエルネ
- B カンツォネッタ

リュリ
- A ガヴォット

メンデルスゾーン
- B 歌の翼にのせて
- B 春の歌
- B 過ぎ去った幸福

ビゼー
- A ハバネラ
- A 闘牛士の歌
- B インテルメッツォ

アルベニス
- A タンゴ op.165－No.2
- B chant d'amour

バッハ
- B G線上のアリア
- B 主よ、人の望みの喜びよ
- B シチリアーナ

デリベス
- B コッペリアの円舞曲

カルディロ
- B カタリカタリ

マルティーニ
- B はかなし愛の誓い

エルガー
- B 愛のあいさつ op.12

シュトラウス
- B 美しき青きドナウ

フォスター
- B 主人は冷たき土の中に
- B スワニー河

オッフェンバック
- A カンカン

ラフマニノフ
- B ヴォカリーズ op.34－No.14

ジョップリン
- A エンターティナー

サティ
- B ジュ・トゥ・ヴ

グノー
- B アヴェ・マリア

モンティ
- A チャルダッシュ

ガーシュイン
- A ラプソディー・イン・ブルー

プッチーニ
- B ある晴れた日に

アイルランド民謡
- B ロンドンデリーの歌

クルティス
- B 忘れな草

ウェーバー
- A 舞踏への勧誘

リムスキー=コルサコフ
- B シェヘラザード

ラベル
- B ハバネラ
- B 亡き王女のためのパヴァーヌ

フォーレ
- B シシリエンヌ op.78
- B 夢のあとに

クライスラー
- B 美しきローズマリー

●**その他**

- B ピアノ・レッスン
- B パッハヘルベルのカノン
- B ドナウ河のさざ波
- B ドミノ
- B マリア・マリ
- B ドリゴのセレナーデ
- B トセリのセレナーデ

野田燎●NODA Ryo

1948年生まれ。72年、大阪音楽大学卒業後、アメリカのノースウェスタン大学、フランス国立ボルドー音楽院に留学。パリを拠点にサックス奏者・作曲家として活動、フランス作曲家協会賞などを受賞。帰国後、95年に野田音楽運動療法研究所を設立。2009年、フジテレビ「ザ・ベストハウス123」特番では、茂木健一郎氏により音楽運動療法が紹介され、話題をよぶ。
現在、大阪芸術大教授。医学博士。
著書に『芸術と科学の出合い──音楽運動療法の理論と実践』(医学書院)、『脳は甦る──音楽運動療法による甦生リハビリ』(共著、大修館書店)、『脳科学と芸術』(共著、工作舎)など。無伴奏サクソフォン作品に「インプロヴィゼーションⅠ～Ⅲ」「舞」などがある。

Musico-Kinetic Therapy : Healing the Brain and the Mind
© 2009 by NODA Ryo
　　　　＋Kousakusha

脳と心を癒す　音楽運動療法入門

　　　　　　　　　学校法人塚本学院 大阪芸術大学 出版助成第62号
発行日　　　　　2009年11月3日 第1刷　2017年4月20日 第2刷
著者　　　　　　野田 燎
エディトリアル・デザイン　　宮城安総＋小沼宏之＋佐藤ちひろ
カバーイラストレーション　　村上基浩
本文イラストレーション　　金井裕也＋斎藤貴美子
印刷・製本　　　三美印刷株式会社
発行者　　　　　十川治江
発行　　　　　　工作舎　editorial corporation for human becoming
　　　　　　　　　〒169-0072　東京都新宿区大久保2-4-12
　　　　　　　　　新宿ラムダックスビル12F
　　　　　　　　　phone: 03-5155-8940 fax: 03-5155-8941
　　　　　　　　　URL: http://www.kousakusha.co.jp
　　　　　　　　　e-mail: saturn@kousakusha.co.jp
　　　　　　　　　ISBN 978-4-87502-423-1

脳と身体、心と自然をめぐる ● 工作舎の本

脳科学と芸術 ◆小泉英明＝編著

なぜ脳へ物理的ダメージを受けても、芸術的表現を損なわないのか。認知科学や脳神経科学の最新成果と、アーティストの体験的考察から、脳と芸術の不思議に迫る。
◉A5判上製◉424頁◉定価　本体3800円+税

感じる・楽しむ・創りだす 感性情報学 ◆原島 博+井口征士＝監 ◆工作舎＝取材・編集

インタフェースとしての身体をめぐる認知科学的な研究から、ヒューマノイドロボットの開発、感性交歓の場づくりの実践的研究まで、ユビキタス時代をひらく先端研究ドキュメント。
◉A5判上製◉352頁◉定価　本体2800円+税

ヒューマン・インフォマティクス ◆長尾 眞＝監修 ◆工作舎＝取材・編集

ネットや携帯電話など情報技術の進展で、未来の生活はどう変わるのか？ うなずきロボット、都市の危機管理システム、文化遺産のデジタル保存など、最新情報技術研究をドキュメント。
◉A5判上製◉356頁◉定価　本体2800円+税

童の心で ◆小泉英明+市川團十郎

歌舞伎役者・市川團十郎と脳科学者・小泉英明。幼稚園の同期生が半世紀ぶりに再会して語り合う、修行と教育、脳と身体、信仰と芸能、知性と感性、呼吸と音楽、演技と時間、そして日本の明日。
◉A5判上製◉288頁◉定価　本体2400円+税

身体化された心 ◆フランシスコ・ヴァレラほか ◆田中靖夫＝訳

われわれは、この世界をどのように認識しているのか？ 仏教、人工知能、脳神経科学、進化論などとの連関性を考察しながら、「エナクティブ（行動化）認知科学」の手法に至る刺激に満ちた書。
◉四六判上製◉408頁◉定価　本体2800円+税

色彩論 完訳版 ◆ヨーハン・ヴォルフガング・フォン・ゲーテ ◆高橋義人+前田富士男ほか＝訳

文学だけではなく、感覚の科学の先駆者・批判的科学史家として活躍したゲーテ。ニュートン光学に反旗を翻し、色彩現象を包括的に研究した金字塔。世界初の完訳版。
◉A5判上製函入◉1424頁（3分冊／分売不可）◉定価　本体25,000円+税

感覚の力
◆コンスタンス・クラッセン
◆陽 美保子=訳

視覚を中心として成立する現代社会。その文化に染まらず育った野生児たちの超人的な感覚、熱によって世界を認識する部族などをとりあげ、感覚と文化の多彩な関連性を明らかにする。
●四六判上製●224頁●定価　本体2200円+税

五つの感覚
◆F・ゴンサレス=クルッシ
◆野村美紀子=訳

科学とヒューマニズムの世界の懸橋になりたいと願う病理学者が、香り高い文体で人間の五感をめぐるエッセイを綴る。「胎児も痛みを感じる」「人を癒す音楽」「聖者の芳香」など。
●四六判上製●224頁●定価　本体2000円+税

にんげんいっぱい うたいっぱい
◆桃山晴衣
◆杉浦康平=造本

「梁塵秘抄」を現代に甦らせ、日本の音を求め創造した稀有な音楽家・桃山晴衣の遺稿集。永六輔、五木寛之が瞠目し、ピーター・ブルック、デレク・ベイリー、ピナ・バウシュと交流を重ねた音楽遍歴の記録。
●四六判フランス装●388頁●定価　本体4500円+税

インプロヴィゼーション 新装版
◆デレク・ベイリー
◆竹田賢一+木幡和枝+斉藤栄一=訳

フリー・ミュージックの主導者が、ジャズ、ロック、インド音楽、フラメンコ、バロック音楽、現代音楽などの即興演奏家たちと語らい、インプロヴィゼーションの本質を明かす。
●A5判変型●288頁●定価　本体2300円+税

星界の音楽
◆ジョスリン・ゴドウィン
◆斉藤栄一=訳

プラトン、ケプラーからシュタイナーまで、バッハからケージまで。音楽に秘められた宇宙観を鮮やかに説き明かした待望の書。L・ワトソンも「音楽と魔術の見事な統合がある」と絶賛。
●A5判上製●340頁●定価　本体3200円+税

音楽のエゾテリスム
◆ジョスリン・ゴドウィン
◆高尾謙史=訳

神秘主義が復興し、やがてロマン主義や象徴主義、シュルレアリスムを開花させたフランス1750-1950年。色と音の研究、数秘的音楽、神聖音階の探求など、霊的音楽の系譜を読み解く。
●A5判上製●376頁●定価　本体3800円+税